# 認知症 *plus*
# 身体拘束予防

### ケアをみつめ直し、
### 抑制に頼らない看護の実現へ

鈴木みずえ・黒川美知代 編

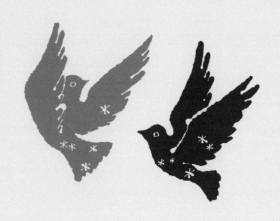

日本看護協会出版会

# はじめに

　わが国の高齢化の進展は著しく、2019年現在の高齢化率は28.0％です。要介護高齢者数も増加しており、さらに軽度認知障害（MCI）をもつ高齢者は4人に1人、認知症をもつ高齢者は85〜89歳の4割と報告されています。2019年6月に発表された「認知症施策大綱」では、認知症の発症を遅らせ、認知症になっても希望をもって日常生活を過ごせる社会を目指し、「共生」と「予防」を主軸に認知症の人や家族の視点を重視する認知症バリアフリーが提唱され、認知症の人の尊厳が重視されています。しかし実際には、急性期病院では認知症高齢者の45％に身体拘束がされているという報告があります。

　身体拘束はどうして実施されているのでしょうか？　認知症高齢者の生命や治療を優先させるためといわれてきましたが、本当でしょうか？　急性期病院では確かに、生命の危機的状況にあるときに生じる混乱などのため、一時的に身体拘束が必要な時期があるのは事実です。多くの場合、身体拘束は患者の生命を優先した治療を行うための手段とされてきました。けれどもよく考えてみると、そのほとんどは患者のためというよりは、医療者を守るためではないでしょうか？

　身体拘束を一度開始すると、せん妄や認知症の行動・心理症状（BPSD）が悪化して対応が困難となり、やめることができずに漫然と続けなければならない状況を引き起こします。そして、一番恐ろしいのは、身体拘束を安易に行うことで、人の尊厳に対する看護師の意識や感性が鈍磨してくることです。このような状況になってしまうと、ケアの質はますます悪化し、看護師を疲弊させてしまいます。

　本書では、病院における認知症バリアフリーへの挑戦として、身体拘束の予防や低減に関する具体的な取り組みを明確にしていきたいと考えました。特に、認知症高齢者に対して身体拘束をしない看護の実現に向けて、ご本人のニーズや日常のケアをみつめ直すことを前提にしています。

　Part 1では、身体拘束の現状や考え方について示すとともに、せん妄予防と対応方法、多職種連携、そして診療報酬において身体拘束がどのように評価されているか等、身体拘束に関する概論を示しました。

　Part 2では、身体拘束をしないための看護のプロセスをフローチャートで示しました。認知症の人が置かれた状況と、本人が抱く思いなどについて、パーソン・センタード・ケアに基づいた認知症高齢者の視点からのアプローチとともに、身体拘束に関係しているせん妄発症を予防することに重点を置きました。

　また、認知症高齢者に対する身体拘束を予防・低減するための取り組みとして、入院前、入院直後、術後に行う具体的な看護実践を提示しました。それぞれの時

期において、自らの思いを言葉でうまく表現できない認知症高齢者の食事、排泄、清潔、移動などの基本的なニーズや、認知症高齢者が1人の人として生きるためのその人独自の心理的なニーズに対して、看護師はていねいに対応していく必要があります。以上に加えて、それまで安心・安全に送っていた日々の生活が入院によって急変したために生じる不安・恐怖や、それにより引き起こされる混乱・せん妄を予防することが、身体拘束をしない看護へとつながるのです。

　一方で、身体拘束の予防・低減・廃止は、看護師一人ひとりの努力だけでは実現できない組織の課題でもあります。Part 3 では、身体拘束をしない組織づくりに向けて積極的にチャレンジするための段階的なプロセスを提示しています。身体拘束をしない看護の実現に向けて、個々の意識の転換から始まり、組織に対する具体的な提案や取り組みの方法について記しました。また、実際に身体拘束をしない看護を実践している臨床現場からのレポートも多数紹介しています。さらにQ&Aでは、日々の実践の中で抱くことの多い疑問について取り上げました。

　本書は、これから身体拘束の予防・低減に取り組もうと考えている皆様に向けての熱いメッセージやエールにあふれています。どうかお手に取っていただき、ナースステーションに置いて、日々の看護実践にご活用いただければ幸いです。


　本書の執筆や制作にかかわっていただきました皆様のご協力に、深く感謝申し上げます。現在、多くの看護職・介護職の方が新型コロナウイルス感染症の最前線で活動していらっしゃいます。様々な緊張とご苦労の毎日であるかと思いますが、そのような状況の中、本書に関する作業を継続していただきましたことに、心より御礼申し上げます。一秒でも一刻でも早くコロナ禍が完全終息する日を願ってやみません。


2020 年 5 月

編集・筆者を代表して　鈴木 みずえ

# 目 次

# 執筆者一覧

**編集**　　　　　　鈴木みずえ　　浜松医科大学医学部看護学科
　　　　　　　　　黒川美知代　　武蔵野赤十字病院

**編集アドバイス**　吉村浩美　　　公益社団法人日本看護協会 看護研修学校
　　　　　　　　　佐藤晶子　　　社会福祉法人聖隷福祉事業団 聖隷三方原病院 / 老人看護専門看護師

**執筆者 (掲載順)**　鈴木みずえ　　前掲
　　　　　　　　　黒川美知代　　前掲
　　　　　　　　　淺井八多美　　社会福祉法人聖隷福祉事業団 三方原ベテルホーム / 医師
　　　　　　　　　酒井郁子　　　千葉大学大学院看護学研究科
　　　　　　　　　阿部邦彦　　　同朋大学社会福祉学部 (非常勤講師) / 作業療法士
　　　　　　　　　髙柳容子　　　医療法人好生会 三方原病院 / 認知症看護認定看護師
　　　　　　　　　大久保和実　　市立豊中病院 / 老人看護専門看護師、認知症看護認定看護師
　　　　　　　　　曽谷真由美　　社会福祉法人河北医療財団 天本病院 / 認知症看護認定看護師
　　　　　　　　　梅原里実　　　高崎健康福祉大学保健医療学部看護学科 / 認知症看護認定看護師
　　　　　　　　　吉田喜久江　　社会福祉法人聖隷福祉事業団 聖隷三方原病院
　　　　　　　　　小山直子　　　社会福祉法人聖隷福祉事業団 聖隷三方原病院
　　　　　　　　　狩野英美　　　山梨県立大学看護実践開発研究センター / 認知症看護認定看護師
　　　　　　　　　田中久美　　　公益財団法人筑波メディカルセンター 筑波メディカルセンター病院 /
　　　　　　　　　　　　　　　　老人看護専門看護師
　　　　　　　　　加藤滋代　　　藤田医科大学病院 / 認知症看護認定看護師
　　　　　　　　　鈴木智子　　　磐田市立総合病院 / 認知症看護認定看護師
　　　　　　　　　佐藤晶子　　　前掲
　　　　　　　　　齋藤千紘　　　静岡県立総合病院 / 脳卒中リハビリテーション看護認定看護師、
　　　　　　　　　　　　　　　　認知症看護認定看護師
　　　　　　　　　富樫千代美　　鶴岡市立荘内病院 / 認知症看護認定看護師
　　　　　　　　　鈴木美恵子　　公益社団法人静岡県看護協会 (元 浜松医科大学医学部附属病院) /
　　　　　　　　　　　　　　　　認定看護管理者
　　　　　　　　　達家好美　　　藤枝市立総合病院
　　　　　　　　　松尾良美　　　元 東京ふれあい医療生協 梶原診療所病棟
　　　　　　　　　髙坂香奈子　　羽島市民病院 / 認知症看護認定看護師
　　　　　　　　　廣川直子　　　社会福祉法人聖隷福祉事業団 聖隷三方原病院
　　　　　　　　　青山佐智代　　社会福祉法人聖隷福祉事業団 聖隷三方原病院
　　　　　　　　　アルイ恵利菜　浜松医科大学医学部看護学科

# Part

# 1

## 身体拘束をしない
## 看護の実現に向けて

Part1のエッセンスをまとめたシートを
以下のURLからダウンロードできます。

http://jnapcdc.com/dem/kousoku01.pdf

ID：dementia
Password：**002**

# 身体拘束とは

## 身体拘束に関する最近の動向

2020年の診療報酬改定で認知症ケア加算が一部変更[1]され、評価体系が2段階から3段階となりました。算定のためには、認知症ケアチームを設置して活動する（認知症ケア加算1）、専任の医師または専門性の高い看護師を配置する（加算2）、病棟に「適切な研修を受けた看護師」を3名以上配置する（加算3）必要があります。いずれも「身体的拘束を実施した日」は、1日につき所定点数の100分の60しか認められず、身体拘束にペナルティがつきます。

2018年の介護報酬改定では、「身体的拘束等の適正化の推進」[2]として、身体的拘束等の適正化のための指針の整備や、身体的拘束等の適正化のための委員会の定期的な開催などを義務づけるとともに、義務違反の施設の基本報酬を減額することが明示されました。このように、国家対策として認知症高齢者の尊厳を守るために身体拘束を行わない取り組みが推進されてきています。

しかし現在、認知症ケア加算を算定していない病棟では認知症患者の約45％が、認知症ケア加算を算定している病棟でも約42％が身体拘束を行っています[3]。現実には認知症ケア加算の効果は限定的であり、現在でも「身体拘束」の低減は実現できていません。

## 身体拘束とは

身体拘束とは、「衣類又は綿入り帯等を使用して、一時的に該当患者の身体を拘束し、その運動を抑制する行動の制限をいう」（昭和63年4月8日 厚生省告示 第129号における身体拘束の定義）

### 1. 身体拘束とはどのような行為なのか

現在、せん妄や混乱のために治療を拒否する患者に対して、治療優先のために、あるいは入院したものの、治療中であることを忘れて歩き回る患者の安全管理のために、治療やケアの一環として身体拘束が行われています。看護は、人々の健康の維持増進やよりよい生活の質の向上を目指すものです。身体拘束をすることで、その場・その時点での治療実施や安全管理は守られるかもしれませんが、身体拘束は同時に、日常生活機能を低下させ、高齢者の尊厳を脅かし、生きる意欲さえも喪失させて、死に至らしめることもある危険な行為でもあります。

身体拘束の恐ろしいところは、一度開始したらなかなか中止の判断が下せず、不必要に継続してしまうことです。そして、看護師をはじめ医療職の高齢者への尊厳に対する意識や、身体拘束以外の治療・ケアの選択を行うという思考も麻痺してしまいます。不必要に

実施される身体拘束は虐待に相当します。

　身体拘束とはどのような行為なのか、改めて考えてみたいと思います。身体拘束とは、一時的に該当患者の身体を拘束し、その運動を抑制するものです。臨床実践の現場では、身体拘束を「してはいけない」という原則は知っていても、対象者の安全確保を目的に「せざるを得ない状況」を優先する組織の文化があるため、個々の看護師が問題としてとらえていても、なかなか身体拘束を廃止できない状況があります。廃止するためには組織全体で取り組むことが求められますが、特に看護管理者の倫理観が重要になります。

## 2. 身体拘束禁止の対象となる行為

（表1-1-1）

　病院での治療の際に、点滴・経管栄養等のチューブを抜かないように抑制帯やミトン型

表1-1-1｜身体拘束禁止の対象となる具体的な行為

①徘徊しないように、車いすいすやいす、ベッドに体幹や四肢をひも等で縛る
②転落しないように、ベッドに体幹や四肢をひも等で縛る
③自分で降りられないように、ベッドを柵（サイドレール）で囲む
④点滴・経管栄養等のチューブを抜かないように、四肢をひも等で縛る
⑤点滴・経管栄養等のチューブを抜かないように、または皮膚をかきむしらないように、手指の機能を制限するミトン型の手袋等をつける
⑥車いすいすからずり落ちたり、立ち上がったりしないように、Y字型拘束帯や腰ベルト、車いすテーブルをつける
⑦立ち上がる能力のある人の立ち上がりを妨げるようないすを使用する
⑧脱衣やおむつはずしを制限するために、介護衣（つなぎ服）を着せる
⑨他人への迷惑行為を防ぐために、ベッドなどに体幹や四肢をひも等で縛る
⑩行動を落ち着かせるために、向精神薬を過剰に服用させる
⑪自分の意思で開けることのできない居室等に隔離する

（厚生労働省「身体拘束ゼロ作戦推進会議」：身体拘束ゼロへの手引き―高齢者ケアに関わるすべての人に，p.7，2001）

手袋を使用するなど、身体拘束が治療やケアの一環として当たり前のように実施されている施設は少なくありません。これらの行為が身体拘束であると意識していない看護師もいます。私たちは、何が身体拘束であり、何がそうでないのかを正しく認識し、病棟内の現状を把握する必要があります。

　身体拘束は点滴治療の際に使用する「ミトン型手袋」、車いす使用の際に使用する「Y字型拘束帯」、ベッドでの安静のために使用する「体幹ベルト」などの用具のほか、「向精神薬」を使った行動抑制、4点柵の設置や病室隔離など、患者の行動を制限するすべてのことが身体拘束とされています。

　認知症高齢者の動き回る行動（いわゆる徘徊）の際の転倒予防として使用されている離床センサー（マット）も、行動の制限や抑制を目的とする場合は身体拘束とみなされます。現在の離床センサーでは患者の行動を把握することはできますが、転倒は予防できません。認知症高齢者になんの説明もしないまま離床センサーを使用すると、本人にとっては見張られているというストレスになり、マットを避けて飛び越えた結果、転倒するというケースも少なくありません。また看護師にとっても、離床センサーによる頻回のナースコールはストレスを増強させることとなります。

## 身体拘束の実態と弊害

### 1. 身体拘束の実態

　医療や福祉の現場では、どの程度身体拘束が実施されているのでしょうか。2016年に発表された調査[4]では、身体拘束を実施している病院（11項目のうち1項目でも実施している場合）は、一般病棟（7：1／10：1看護）93.1％、一般病棟（13：1／15：1看護）94.7％、地域包括ケア病棟等98.6％、回復期リハビリテー

ション病棟91.5％と、医療保険が適用される病棟（病床）のほとんどで身体拘束が実施されていました（表1-1-2）。

ほとんどの病棟で行われているなどと聞くと、このまま継続してよいような気持ちになりますが、不適切かつ不必要な身体拘束は必ず廃止していく必要があります。

## 2. 身体拘束の実施の理由

身体拘束が行われる原因[4]で最も多いのは「転倒・転落」です。転倒・転落リスクのある人、あるいは実際に起こしたことがある人に対しては、「ベッドの四方を柵や壁で囲む」「Y字型拘束帯や腰ベルト、車いすテーブルを付ける」「向精神薬の多剤併用」などの対応が行われていました。

身体拘束が行われる原因としては「点滴・チューブ類の自己抜去」も多く、ほとんどの病院では「ミトン型手袋」を装着したり、「ベッドの四方を柵や壁で囲む」対応をしています（表1-1-3）。「ミトン型手袋」は、このほかに「かきむしり、自傷行為」「脱衣、おむつ外し」「暴力」「弄便、不潔行為」など、病院で一般的にみられる行為を防止するために行われています。さらに、「向精神薬の多剤併用」は、「暴力、暴言」「睡眠障害、不穏症状」に対してもよくとられる対応策ですが、これも身体拘束に当たります。

では、このような身体拘束によって、どのような弊害を引き起こしているのでしょうか。

## 3. 身体拘束が引き起こす弊害（表1-1-4）

認知症高齢者は、身体拘束によって尊厳の

表1-1-2｜身体拘束11項目のうち、1つ以上を行うことがある施設の割合

| 医療保険適用病床 | 割合 |
| --- | --- |
| 一般病棟（7：1／10：1） | 93.1％ |
| 一般病棟（13：1／15：1） | 94.7％ |
| 地域包括ケア病棟等 | 98.6％ |
| 回復期リハビリテーション病棟 | 91.5％ |

| 介護施設 | 割合 |
| --- | --- |
| 介護老人保健施設 | 46.6％ |
| 介護老人福祉施設 | 33.3％ |

（全日本病院協会：「身体拘束ゼロの実践に伴う課題に関する調査研究事業」報告書. 平成28（2016）年3月）

表1-1-3｜身体拘束の原因となる患者の行動・症状と実施される方法

| 原因となる患者の行動・症状 | 実施される方法 |
| --- | --- |
| 転倒・転落<br>●転落の恐れがある<br>●立ち歩くと転倒の恐れがある<br>●実際に転倒・転落したことがある | ●ベッドの四方を柵や壁で囲む<br>●Y字型拘束帯や腰ベルト、車いすテーブルを付ける<br>●向精神薬の多剤併用 |
| 点滴・チューブ類の自己抜去<br>●点滴・チューブ類を抜去しようとする<br>●実際に点滴・チューブ類を抜去したことがある | ●ミトン型手袋等の装着<br>●ベッドの四方を柵や壁で囲む |
| 暴力、暴言 | ●ベッドの四方を柵や壁で囲む<br>●向精神薬の多剤併用 |
| かきむしり、自傷行為 | ●ミトン型手袋等の装着<br>●ベッドの四方を柵や壁で囲む |
| 弄便、不潔行為 | ●ベッドの四方を柵や壁で囲む<br>●ミトン型手袋等の装着<br>●Y字型拘束帯や腰ベルト、車いすテーブルを付ける |
| 睡眠障害、不穏症状 | ●ベッドの四方を柵や壁で囲む<br>●Y字型拘束帯や腰ベルト、車いすテーブルを付ける<br>●向精神薬の多剤併用 |

（全日本病院協会：「身体拘束ゼロの実践に伴う課題に関する調査研究事業」報告書. 平成28（2016）年3月. をもとに筆者作成）

喪失や QOL の低下ばかりではなく、心身機能が低下して、廃用症候群が生じたり、寝たきりになったり、身体拘束に起因した死をも引き起こします。

入院中に発生した転倒・転落による外傷にかかわる死亡事故事例の分析においても、そのほとんどが認知機能の低下したせん妄の高齢患者であり、せん妄の対策として睡眠薬、抗精神病薬などの向精神薬の投与や、離床センサー（マット）の使用、4点柵や体幹ベルトなどを用いた身体拘束が多くなされていました[5]。これらの身体拘束は転倒・転落の予防にはつながらず、かつ死亡事故のリスクを高める可能性があります。精神科病院においても、身体拘束が関連した窒息死や急性肺血栓塞栓症による死亡事故が報告されています[6]。身体拘束という、その場・その時点での一瞬の治療や安全を優先させることにより、認知症高齢者の心身に様々な弊害や合併症[7]を生じさせ、窒息死や急性肺血栓塞栓症による死亡事故さえも引き起こしていることを認識する必要があります。

さらに身体拘束は、看護師の仕事に対する満足感・モチベーション・プライドの低下や、家族の混乱・罪悪感をもたらします。これらの結果、身体拘束による社会的弊害として、転倒事故などの治療にかかわる医療費の損失、患者・家族の看護師など医療者への信頼喪失、病院への不信感、人生の最終段階である老年期への絶望感などの悪循環を生じさせます。つまり身体拘束は、患者には人間としての尊厳と誇りの喪失や身体拘束に起因した死を、看護師には看護実践の専門性・主体性・自律性の喪失を引き起こすのです（図1-1-1）。

## 身体拘束の予防・低減に向けたチャレンジ

身体拘束は「治療優先」「患者の安全第一」「看護師の人員不足」などのために行われているといわれています。しかし実際は、医療者を守るために実施されてはいないでしょうか？ 身体拘束は、せん妄の予防やせん妄発

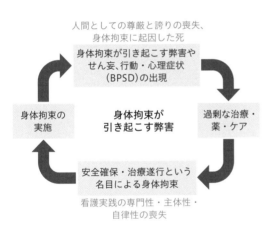

図1-1-1 | 身体拘束が引き起こす弊害

表1-1-4 | 身体拘束が引き起こす弊害

| 身体的弊害<br>（無動に伴う心身機能の低下） | ●物理的刺激による皮膚障害、皮膚の潰瘍や感染症<br>●誤嚥性肺炎、筋力低下、歩行障害、廃用障害、関節拘縮などの促進<br>●深部静脈血栓塞栓症に起因する急性肺血栓塞栓症による死亡事故<br>●転倒事故の誘発、抑制具による窒息死や事故の発生 |
|---|---|
| 精神的弊害 | ●せん妄の発症、認知症の重症化<br>●不安や怒り、屈辱感や無力感、生きる意欲の喪失など、精神的苦痛 |
| 病院内の弊害 | ●看護師など医療職の仕事に対する満足感・モチベーション・プライドの低下<br>●家族の混乱や罪悪感 |
| 社会的弊害 | ●看護師など医療職への信頼喪失<br>●身体拘束による転倒事故などの治療にかかわる医療費の損失<br>●病院への不信感増大<br>●人生の最終段階である老年期への絶望 |

症時の対応が不足していたり、認知症高齢者を「何もわからない人、理解できない人」として考えているからこそ実施されている行為だとはいえないでしょうか？ 認知症高齢者は記憶の障害はありますが、身体拘束をされた恐怖や苦痛は覚えていますし、せん妄の患者は身体拘束をされたことを覚えているといわれています。

　身体拘束を受けることで、その人の予後を悪化させる場合もあります。身体拘束は、その病院や病棟の治療やケアの文化として、先輩から後輩へと受け継がれてきました。一度ミトン型手袋（ミトン）による身体拘束を行うと、関節の拘縮や皮膚の損傷が生じて、患者は恐怖から認知症の行動・心理症状（BPSD）やせん妄を起こします。しかし何よりも怖いのは、看護師自身も「安全のため」という名目で身体拘束を行うことで、いつの間にか、人の尊厳に対する感受性が低下してしまい、ミトンによる身体拘束に慣れてしまうことです（図1-1-2）。

　身体拘束は、従来の治療中心、医療者中心の医療体制やケアの質を象徴した行為であり、看護師の本質や専門性が問われている課題といえます。もちろん、身体拘束を低減することは容易なことではありません。看護師一人ひとりの努力も必要ですが、病院組織全体の課題として取り組む必要があります。看護師不足については、スタッフが少なくなる時間帯には他部署がサポートするなど、病院全体のシステムを見直すことも必要です。

　図1-1-3 に示した安全管理とケアの質のバランスをもとに、考えてみましょう。

- 安全管理を重視するあり方（図1-1-3A）：身体拘束は「患者の生命と安全を守るため」「人員不足のため」「緊急やむを得ない状況」と考えられています。また、チューブ類は絶対に自己抜去されてはならないため、自己抜去されたときは個人の責任とされます。このような状況では、当然のように身体拘束が実施されてしまいます。

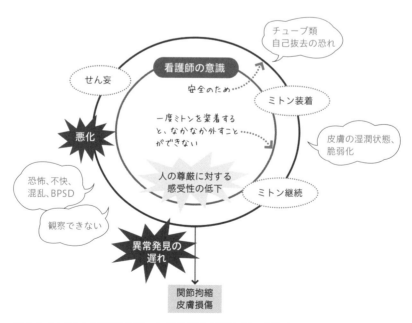

図1-1-2｜ミトン型手袋を用いた身体拘束が引き起こす弊害

| [A]<br>安全管理を重視<br>するあり方  | |
|---|---|
| **安全管理** | **ケアの質** |
| ● 身体拘束は「患者の生命と安全を守るため」「人員不足のため」「緊急やむを得ない状況」<br>● 絶対に自己抜去されてはならない<br>● 管理体制：チューブ類を自己抜去されたときは個人の責任とする | ● 身体拘束以外の代替ケアが検討できない<br>● 身体拘束が安易に実施される |

| [B]<br>認知症高齢者の<br>人としての尊厳<br>を守るあり方  | |
|---|---|
| **安全管理** | **ケアの質** |
| ● 身体拘束が本当に必要なのか、チームで検討<br>● 認知症高齢者の人としての尊厳を守ることをチームで検討<br>● 管理体制：自己抜去はチームの責任。ある程度の自己抜去はやむを得ない | ● 身体拘束以外の代替ケアを検討・実施<br>● 認知症高齢者に対する質の高いケアの実践 |

図1-1-3｜安全管理とケアの質のバランス

- 認知症高齢者の人としての尊厳を守るあり方（図1-1-3B）：安全管理のシステムにおいて、チームで認知症高齢者の人としての尊厳を守り、身体拘束が本当に必要なのか、不必要なチューブ類は抜去できないか等、身体拘束をしない方法を検討します。自己抜去はチームの責任とし、末梢点滴や注入中以外の経鼻胃管チューブなどのある程度の自己抜去はやむを得ないという意識で取り組んでいます。安全管理とケアの質のバランスがとれているといえます。これらの取り組みには、特に中堅以上のベテラン看護師の強い意志と挑戦が必要です。

＊

超高齢社会の医療は、従来の医療者中心の考え方では通用しない状況になっています。超高齢社会のわが国において、認知症は社会における大きな課題でもあり、人が人として最期まで尊厳をもって生きることの意義を今こそ考えなければなりません。本書を用いて、本来の看護実践の本質や専門性を問いかけ、身体拘束の予防・低減にチャレンジしましょう！ 認知症高齢者の身体拘束につながる行動の原因を分析することで、その行動を減少させることにもつながります。認知症高齢者

はわかりやすい言葉で何度も説明されれば理解できることも多くあり、看護ケアの方法を工夫することで治療に協力してもらうことも可能です。根気のいる努力が必要になりますが、超高齢社会のケアの質の向上のため取り組まなければならない課題であると考えます。先端医療の発展がめざましい今こそ、看護の質を再認識していきたいと思います。

[鈴木みずえ]

引用文献
1）厚生労働省：令和2年度診療報酬改定の概要. https://www.mhlw.go.jp/content/12400000/000603942.pdf
2）厚生労働省老健局：「2018年介護報酬改定について」2018年介護報酬改定の主要改定項目.
http://www.mcw-forum.or.jp/image_report/DL/20180426-1.pdf
3）Nakanishi, M. et al. : Physical restraint to patients with dementia in acute physical care settings: effect of the financial incentive to acute care hospitals, Int Psychogeriatr, 30（7）：991–1000, 2018.
4）全日本病院協会：「身体拘束ゼロの実践に伴う課題に関する調査研究事業」報告書, 2016.
https://www.ajha.or.jp/voice/pdf/other/160408_2.pdf
5）日本医療安全調査機構：入院中に発生した転倒・転落による頭部外傷に係る死亡事例の分析, 医療事故の再発防止に向けた提言 第9号, 2019.
https://www.medsafe.or.jp/modules/advocacy/index.php?content_id=1#teigen009
6）藤野郁夫：隔離・身体拘束時の事故事例・判例について. 精神医療情報総合サイトeらぽーる. https://www.e-rapport.jp/team/action/sample/sample07/01.html
7）犬尾英里子：身体拘束と身体合併症リスク, 老年精神医学雑誌, 29（2）：138–146, 2018.

# 2

# 倫理的視点から考える
# 身体拘束

## 看護師の日常の業務と身体拘束

看護師の業務は保健師助産師看護師法（保助看法）第5条により、「療養上の世話」と「診療の補助」と定められています[1]。つまり、看護師は患者の生活援助を日常的に行い、患者の療養生活に密着しているのです。

看護の実践場面において、患者の個別的ケアが重要視される一方で、看護師の日々の業務は限られた人員と資源の中で行われるため、多くの患者をケアする病棟や施設では日常の業務が優先される状況が発生します。また、超高齢社会が加速的に進んでいる現在、入院患者も高齢化し、認知症の患者が増えています。加えて、医療の高度化や入院日数の短縮化によって、高齢の患者は非日常的な入院環境に慣れる間もないままに治療や検査が次々と施され、それによって生じるせん妄や認知機能障害への対応が医療現場での課題となっています。

このような環境の中で、看護師は意思表明が困難な認知症高齢者の個別ニーズに沿ったケアを実践したいと思いつつも、患者一人ひとりのペースに合わせるのが困難な場面に直面すると、「安全を守るため」と言いながら、日常の業務を優先するために身体拘束を行ってしまうのです。

## インシデントに対する恐れと倫理的ジレンマ

入院治療が目的である急性期病院では、治療に伴う点滴などのチューブやドレーン類が装着された状態の患者には、治療上の安静を守ることが必要となります。転倒・転落やチューブ類の自己抜去などのインシデントによって傷害が発生すると、本来の治療が遅延したり、受傷による新たな治療が追加され、その後の患者の生活に変化をもたらします。

また、インシデントが発生した場合、担当者への責任追及が生じたり、管理者が思う以上に担当者自身に自責の念が生じることがあるため、看護師は「インシデントを起こしたくない」という強い思いから、「安全な治療」を遂行することを重視しがちです。

認知症高齢者は、自分の身体機能が変化していること、チューブ類や医療機器が装着されていること、さらにその状態で行動することによって危険が生じるとの認識ができず、混乱し困っています。けれども、認知症への理解に乏しい看護師にとっては、認知症高齢者は説明の通じない、突発的で予測不可能な危険行動をする、対応に困る患者と映ります。医療者にとっては治療に必要な大事なチューブ類であっても、認知症高齢者にとっては不快でしかなく、治療上の安静が必要なことも

普段の生活行動が制限されることも理解できず、自由を奪われた感覚なのです。

認知症への理解がある看護師は、医療者と認知症高齢者の認識や感覚の違いがインシデントの要因の1つだと理解できますが、インシデントを防ぐことに懸命になるあまり、「安全のため」と考え、認知症高齢者の行動を抑止する身体拘束を実施します。看護師は、身体拘束をされる認知症高齢者の負の感情に直面しながら、ケアをする中で、「"安全のため"とはいったい誰のための安全なのか」「治療を優先して、認知症高齢者の思いに目を背けて身体拘束することが正しいことなのか」と疑問を抱きながら悩み、それでも「医療事故を防ぐためには仕方ない」と、倫理的ジレンマを抱えながら身体拘束をしているのです。臨床現場の看護師にとっては、非常に悩ましい問題といえます。

## 医療者に必要な倫理行動

### 1. 身体拘束を行うのは誰のため？

全日本病院協会の「身体拘束ゼロの実践に伴う課題に関する調査研究事業」報告書[2]では、身体拘束を行うことによる事故の増減の因果関係は見出しがたいと報告しています。認知症高齢者は、入院による生活環境の変化や治療行為によるストレスの影響を受けやすく、身体拘束をされることでさらに混乱を招き、認知症の進行やせん妄の発症、身体機能の低下による廃用症候群などにつながる可能性が高いといえます。

身体拘束によって事故を防ぎきることはできず、むしろ悪影響が大きいのであれば、「安全のため」に行う身体拘束は意味をなさないといえるかもしれません。「安全のため」とは、実は「医療者がインシデントを起こしたくないため」なのではないでしょうか。「患者にとって安心・安全な医療」とは、医療者の業務を優先して身体拘束をすることではありません。患者の立場から医療のあり方を考え、尊厳を守る医療の提供方法を考えることが重要です。

インシデントを起こさないためには、起きる現象自体を封じる対策ではなく、現象が起きる要因に対処する必要があります。つまり、「医療者が危険ととらえる行動をなぜ認知症高齢者はとるのか」を考えて対処する必要があるのです。認知症高齢者が医療の場で混乱しているのであれば、混乱を招く要因に働きかけるケアを実施しなければなりません。

身体拘束をせずに認知症高齢者のニーズに沿ったケアを「安全」に行うためには、看護師だけでなく、組織的に多職種で取り組む必要があります。本来、医療の提供目的は、患者の健康的な生活を支えることです。「医療安全」は「患者安全」であることからも、医療者側の「安全」を振りかざして身体拘束を行うのではなく、医療の本質に立ち戻り、患者個人の価値観や尊厳を守るケアを提供することが、医療者のとるべき倫理行動だといえます。

### 2. 認知症高齢者の尊厳を守る 「安全な治療」実践のために

「安全な治療のために」と言いながら身体拘束を行っている現状を打開し、認知症高齢者の尊厳を守る「安全な治療」を実践するには、どのようにしたらよいのでしょうか。

そのためには、まず、看護管理者が倫理観を明確に示す必要があります。医療や看護は患者の健康の維持・回復・促進のために施すものであるという本質に立ち戻り、病院・病棟という組織として患者の尊厳を守るケアを実践する意思を示し、組織内において倫理観

を共有することが重要です。

次に、認知症の理解とケアについて学ぶ機会を設け、認知症高齢者の個別ニーズに沿った療養生活環境を整える工夫をし、入院生活をする上で本人が困っていることを支援できるよう、看護体制や福祉用具などの資源を調整する必要があります。

## 3. 倫理的感受性を育む

しかし、たくさんの業務と限られた資源の中で、認知症高齢者の個別ニーズに沿ったケアを展開することは困難な場合も多いと思います。認知症高齢者の行動を抑止しないケアを実践した場合、大きな傷害に至らずとも、転倒やチューブ類の自己抜去などのインシデントが発生する可能性は高いかもしれません。

そのようなときには、倫理カンファレンスなどを行い、生じている倫理的な問題点を繰り返し話し合うことが重要です。どうやってインシデントを防ぐのかという方法論を話し合うだけではなく、看護師の正直な思いや、倫理的なジレンマを言葉にして共有するのです。倫理的な問題から目を背け、あきらめ、漫然と身体拘束している状況に陥らないようにしなければなりません。

時にはやむを得ず、身体拘束を選択する場合もあるでしょう。その際には、「緊急やむを得ない場合」の身体拘束の3要件[3]（表

表1-2-1 | 緊急やむを得ない場合の身体拘束の3要件

| 切迫性 | 利用者本人または他の利用者等の生命または身体が危険にさらされる可能性が著しく高いこと |
| --- | --- |
| 非代替性 | 身体拘束その他の行動制限を行う以外に代替する介護方法がないこと |
| 一時性 | 身体拘束その他の行動制限が一時的なものであること |

(厚生労働省「身体拘束ゼロ作戦推進会議」：身体拘束ゼロへの手引き―高齢者ケアに関わるすべての人に，p.22，2001より改変)

1-2-1）である切迫性・非代替性・一時性を満たしているか、身体拘束によって起きる弊害の観察を行い、早期解除に向けて日々話し合うことが必要です。身体拘束を最小化する、限りなくゼロに近づける努力を組織的に行うためには、患者の療養生活に密着している看護師が倫理的な感受性を持ち続けることが最も重要なことだと考えます。　　　［黒川美知代］

### 引用文献
1）保健師助産師看護師法. https://www.mhlw.go.jp/web/t_doc?dataId=80078000&dataType=0&pageNo=1
2）全日本病院協会：「身体拘束ゼロの実践に伴う課題に関する調査研究事業」報告書, 2016.
https://www.ajha.or.jp/voice/pdf/other/160408_2.pdf
3）厚生労働省「身体拘束ゼロ作戦推進会議」：身体拘束ゼロへの手引き―高齢者ケアに関わるすべての人に, 2001.

### 参考文献
1）日本看護倫理学会：身体拘束予防ガイドライン, 2015.
http://jnea.net/pdf/guideline_shintai_2015.pdf
2）日本看護倫理学会臨床倫理ガイドライン検討委員会：医療や看護を受ける高齢者の尊厳を守るためのガイドライン. http://jnea.net/pdf/guideline_songen_2015.pdf
3）日本看護協会：看護者の倫理綱領. https://www.nurse.or.jp/home/publication/pdf/rinri/code_of_ethics.pdf

# 3

# 日常のケアをみつめ直すことで
# 身体拘束のない看護を実現する

## 1 / 本人のニーズの明確化とパーソン・センタード・ケア

### 認知症高齢者の特徴と
### ケアをみつめ直す必要性

#### 1. 認知症高齢者の特徴

　認知症とは、もの忘れや認知機能の低下が起こり、日常生活に支障をきたしている状態です。記憶の障害や実行機能障害などが起こり、生活障害が引き起こされます。また、認知症では記憶障害や認知機能障害から認知症の行動・心理症状（BPSD）といわれる症状が起こります。

　認知症という疾患は、社会ではがんと同様か、それ以上に恐れられています。認知症になると何もわからない・理解できない人と思われることで、その人の人格が否定されてしまいます。加齢に伴って認知症になり、人としての尊厳を失うことや、認知症の家族を介護しなければならなくなることに誰もが不安を抱えています[1]。認知症という病気は、その人の人格まで否定され、差別される病気であること、看護師にもそのような偏見があることを意識して、払拭する必要があります。

　認知症看護の基本として、コミュニケーションやケアをどのように工夫すれば認知症高齢者が理解できるのか、理解できるようになるのかを考え、工夫する創造性が必要です。

それぞれの工夫がうまくその人にマッチすると、認知症高齢者はいきいきと生活することができます。看護師がこのようなケアの成功体験を蓄積することで、認知症という病気への偏見も払拭できるようになるでしょう。

#### 2. ケアをみつめ直す必要性

　認知症高齢者の BPSD は、記憶障害や実行機能障害などから生活しにくさや困難さが生じることで、不安、うつ、無力感などを引き起こします。焦燥や不安、歩き回る行動（いわゆる徘徊）なども実は、周囲の人との人間関係やケア不足が原因で起こります[2]。

　急性期病院における身体拘束は、認知症高齢者を何も理解できない人とみなし、治療を優先するためになされる行為でもあります。認知症高齢者は記憶の容量が少なくなり、自分にとって重要でないと思う出来事はなかなか記憶に残らないようです。しかし、認知症高齢者には言語的情報に加えて、視覚的情報、感覚情報などを交えて繰り返し伝えると、理解してもらえることもあります。看護師が、認知症高齢者は人生で培われた独自の価値観、生活習慣などをもち、自分の意思をもった 1 人の人であることを認識し、コミュニケーションやケアの工夫をすることによっ

て、認知症高齢者は治療やケアに協力してくれるようになります。それによって転倒を回避したり、よりよい状態に回復することも可能なのです（図1-3-1）。

このように看護師は、認知症高齢者の記憶の特徴を理解し、認知症高齢者にも身体疾患の治療のために入院

認知症高齢者は人生で培われた独自の価値観、生活習慣などをもち、自分の意思をもった1人の人。しかし、コミュニケーション障害や実行機能障害などの影響から、自らニーズを満たすことができにくい

入院による環境の変化や混乱の結果、入院したことや治療や安静の必要性を説明しても、現在の自分の状況が理解できず、点滴チューブなどの自己抜去、不穏行動、転倒を起こしやすい

認知機能障害に合わせてわかりやすい言葉で説明したり、コミュニケーションをはかるなど、日常のケアをみつめ直すことで、身体拘束をしない看護が実践できる

認知症高齢者のそれぞれの価値観や独自のニーズが満たされて、日常生活が落ち着けば、身体拘束の原因となる危険な行動は起こりにくい

図1-3-1│認知症高齢者の特徴とケアの質との関係

していることを理解してもらい、記憶として残るようなケアを工夫する必要があります。特にコミュニケーションの方法について、さらに日常生活の食事、排泄、入浴などが認知症高齢者に適した内容であるかどうかをみつめ直すことが重要です。

## 看護師の認知症高齢者に対する意識と身体拘束

### 1. 身体拘束を受けることによって起こる影響

入院した認知症高齢者が身体拘束を受けることによって起こる影響を図1-3-2に示します。認知症高齢者は、入院や治療について説明されても理解が不十分だったり、理解するのに時間がかかったりします。入院や治療に関する医療者からの説明の頻度が少ないことや、看護師の認知症高齢者に関する専門知識が不足しているために、適切なコミュニケーションがとれていなかったり、ケアが十分ではないことが点滴チューブの自己抜去などを引き起こし、身体疾患の症状が悪化したり、苦痛の増大につながったりしているのです。

多忙な臨床現場では、認知症高齢者に点滴

治療を行う際や、認知症高齢者が点滴チューブに触っていたというだけで、ミトン型手袋による身体拘束が行われることがあります。さらに不穏になると向精神薬が投与され、それが原因で昼夜逆転や興奮行動が生じるケースもあります。

### 2. 看護師の認知症高齢者に対する意識が身体拘束につながる

認知症高齢者が点滴チューブを触っている場合を例に、考えてみましょう（図1-3-3）。

看護師Aさんのように、この患者を「認知症だから何もわからない」「認知症の人はわけのわからない行動をする」と意識している場合は、身体拘束を行います。

看護師Bさんのように、「認知症でも繰り返して説明すれば理解できる」「理解できれば治療に協力してもらえる」と考えれば、身体拘束は行わず、チューブを触ってはいけない理由を患者にわかりやすい言葉できちんと説明するでしょう。例えば、「これは大事なものです」「大事にしてください」と繰り返し伝え、チューブを抜去しなかった場合は「ありがとうございます」とお礼を言うことで、

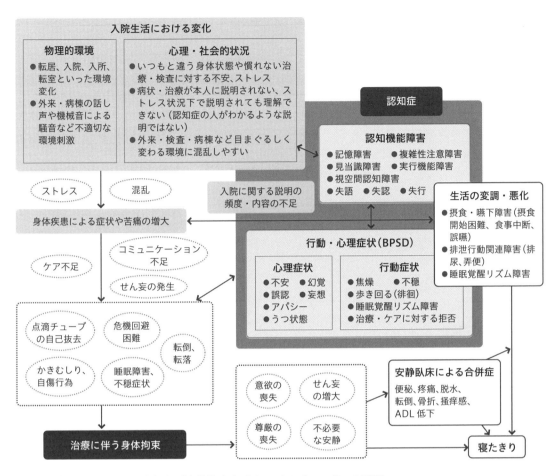

**入院生活における変化**

**物理的環境**
- 転居、入院、入所、転室といった環境変化
- 外来・病棟の話し声や機械音による騒音など不適切な環境刺激

**心理・社会的状況**
- いつもと違う身体状態や慣れない治療・検査に対する不安、ストレス
- 病状・治療が本人に説明されない、ストレス状況下で説明されても理解できない（認知症の人がわかるような説明ではない）
- 外来・検査・病棟など目まぐるしく変わる環境に混乱しやすい

**認知症**

**認知機能障害**
- 記憶障害　● 複雑性注意障害
- 見当識障害　● 実行機能障害
- 視空間認知障害
- 失語　● 失認　● 失行

ストレス　混乱

入院に関する説明の頻度・内容の不足

**生活の変調・悪化**
- 摂食・嚥下障害（摂食開始困難、食事中断、誤嚥）
- 排泄行動関連障害（排尿、弄便）
- 睡眠覚醒リズム障害

身体疾患による症状や苦痛の増大

ケア不足　　コミュニケーション不足

せん妄の発生

**行動・心理症状（BPSD）**

**心理症状**
- 不安　● 幻覚
- 誤認　● 妄想
- アパシー
- うつ状態

**行動症状**
- 焦燥　● 不穏
- 歩き回る（徘徊）
- 睡眠覚醒リズム障害
- 治療・ケアに対する拒否

点滴チューブの自己抜去　危機回避困難　転倒、転落

かきむしり、自傷行為　睡眠障害、不穏症状

意欲の喪失　せん妄の増大

尊厳の喪失　不必要な安静

**安静臥床による合併症**
便秘、疼痛、脱水、転倒、骨折、搔痒感、ADL低下

**治療に伴う身体拘束**

**寝たきり**

図1-3-2｜入院した認知症高齢者が身体拘束を受けることによって起こる影響

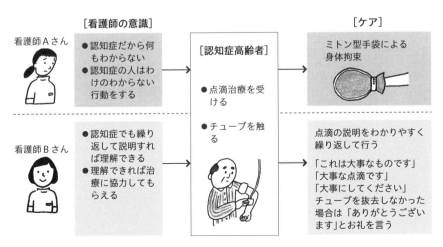

［看護師の意識］　　　　　　　　　　［ケア］

看護師Aさん
- 認知症だから何もわからない
- 認知症の人はわけのわからない行動をする

［認知症高齢者］
- 点滴治療を受ける

ミトン型手袋による身体拘束

看護師Bさん
- 認知症でも繰り返して説明すれば理解できる
- 理解できれば治療に協力してもらえる

- チューブを触る

点滴の説明をわかりやすく繰り返して行う
「これは大事なものです」
「大事な点滴です」
「大事にしてください」
チューブを抜去しなかった場合は「ありがとうございます」とお礼を言う

図1-3-3｜看護師の認知症高齢者に対する認識の違いによるケアの違い

患者が自分でチューブを抜くことは少なくなります。

## コミュニケーションの基本と ニーズの明確化

### 1. コミュニケーションの基本

入院した認知症高齢者とのコミュニケーションの基本を表1-3-1に示します。認知症高齢者の理解を促すには、アイコンタクトや認知症高齢者がふだん使う言葉を用いて、スタッフ全員が統一したコミュニケーション方法で繰り返していねいに説明する必要があります。

### 2. ニーズの明確化

認知症高齢者が大きな声を上げたり、歩き回ることには、きちんとした理由があります。BPSDは、認知症高齢者が痛みなどの心身のニーズを言語的にうまく表現できずに満たされないことから起こります。入院中の認知症高齢者の行動について考える際に特に大事なことは、認知症高齢者が入院中の現在の状況をどのように理解し、考えているかです。認知症高齢者の記憶は断片化されているため、身体疾患の治療のために入院したことや点滴治療をすることが言葉として聞こえていても、自分に起こっている現実だとは実感していないことがあります。入院したことをきちんと説明されていないケースもあります。

BPSDへの対応として、筆者は、認知症高齢者には治療を受けている状況を言葉で説明するだけでなく、視覚や感覚で十分認識してもらう方法をお勧めします。傷や手術部位は、自分の目で確かめて、病気であることを目で見て実感してもらう、酸素マスクなどは鏡を使用して確認してもらうなど、視覚からも情報を確認することで、今、自分が治療中である

表1-3-1 | 入院した認知症高齢者とのコミュニケーションの基本

| 基本 | ●看護師の自己紹介を行い、アイコンタクト、タッチ、笑顔、目の高さを合わせるなど、非言語的なコミュニケーションを用いる |
|---|---|
| 説明 | ●認知症だから理解できないのではなく、認知症だからこそ、ていねいなかかわりをしたり、具体的に説明する |
| 病気の認識 | ●傷や手術部位は、自分の目で確かめて、病気であることを目で見て実感してもらう<br>●酸素マスクなどは、鏡を使用して確認してもらう |
| 治療の説明 | ●点滴やチューブを確認してもらい、看護師が挿入部位をやさしくタッチしながら、「○○さんにとって、今、大事なものです」と説明する |
| リアリティオリエンテーション | ●日時や時間、季節、場所(病院)などを会話に入れて繰り返す<br>●カレンダーや時計を見える場所に置く<br>●鏡で自分の顔を見てもらい、病気であることを認識してもらう |
| ふだんの会話 | ●「昨日は急な入院で大変でしたね」「身体が苦しくて本当に大変でしたね」など、不安やつらさなどの感情の共有をすることで、ここが安心できる場所であること、病院にも自分の居場所があることを感じてもらう |

ることを実感し、その記憶を定着することができます。点滴やチューブを目で確認してもらい、看護師が挿入部位をやさしくタッチしながら、「○○さんにとって、今、大事なものです」と説明します。

## パーソン・センタード・ケアを 基盤としたケアの実践

パーソン・センタード・ケアとは、認知症をもつ人を1人の「人」として尊重し、その人の立場に立って考え、ケアを行おうとする認知症ケアの理念[3]の1つです。英国で自然科学や神学を学んだ後、老年心理学の教授となったトム・キットウッドが、1980年代末に英国で提唱しました。

認知症高齢者を、「どうせ何もわからない
し、何もできないのだ」と決めつけず、「人」
の部分、つまり、その人独自の要因に着目し、
「わけのわからない行動のように見える状態
もケアによって改善できるかもしれない」と
意識を変えることが、ケアを変革する第一歩
になります。認知症高齢者のニーズには、「共
にあること」「くつろぎ」「アイデンティティ
（自分が自分であること）」「愛着・結びつき」「た
ずさわること」があります。キットウッドは
それらを、中心に「愛」がある花の絵で表し
ました（図1-3-4）。認知症高齢者に対して常
に関心をもち、なぜそのような行動をとるの
だろうかと、その人の行動や言動がいつも気
にかかる、あるいはその人のことを深く思っ
て大切にする、そんな人と人とのつながりを
大切にする気持ちが、このニーズに中心にあ
る「愛」なのです。このような理念を基盤に
ケアを実践すると、さらに認知症高齢者のニ
ーズが明らかになります。

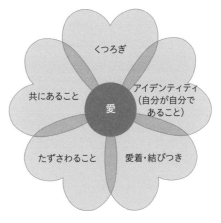

認知症をもつ人の心理的ニーズとして特に重要とされるの
が、「共にあること」「くつろぎ」「アイデンティティ（自分が自
分であること）」「愛着・結びつき」「たずさわること」で、その
人を大切に思う「愛」がその中心にある

**図1-3-4｜認知症の人が人であり続けるために最低
限必要なニーズ（パーソン・センタード・ケア）**
（ブラッドフォード大学保健衛生学部認知症ケアグループ（水野 裕
監訳）：DCM（認知症ケアマッピング）理念と実践 第8版
日本語版第4版, 認知症介護研究・研修大府センター, 2015）

## 食事、排泄、清潔など
## 日常生活のケアの重要性

認知症高齢者は、疾患や入院による安静臥
床により、便秘、疼痛、脱水、転倒、ADL
低下を合併しやすく、これらの問題が身体拘
束の原因にもなります。これらの合併症を予
防するために、認知症高齢者の心身の特性と
生活習慣を踏まえた食事、排泄、清潔など日
常生活のケアが重要となります。

### 1. 食事

食事は単に栄養となるだけでなく、生きる
楽しみでもあります。入院中でも楽しく食事
ができる工夫が必要です。

実行機能障害のため、箸やスプーンの使い
方がわからない場合は、最初に箸の使用方法

を説明すると使える場合もあります。食事の
スピードが遅い場合でも、その人のペースで
ゆっくり食事がとれるように配慮します。摂
食・嚥下障害から誤嚥性肺炎などを引き起こ
すリスクがある場合は、栄養士と相談して食
事形態の工夫をしたり、歯科衛生士と連携し
て口腔ケアを行い、誤嚥を予防します。

### 2. 排泄

認知症高齢者には排尿障害が起こりやす
く、尿路感染症のため残尿がある場合もある
ので、尿の量・性状・回数のアセスメントが
重要です。認知症高齢者に対する排泄ケアの
例を表1-3-2に示します。それぞれの排泄
パターンに合わせてトイレ誘導することで、
排泄の失敗を回避することができます。

排泄はプライバシーにかかわるため、非常
にナイーブなケアが必要ですが、排泄介助を
安心して任せてもらえるような介助者の笑顔

表1-3-2 | 認知症高齢者に対する排泄ケアの例

| | 原因 | 排泄ケア |
|---|---|---|
| トイレに間に合わない | ●尿意や便意を感じるのが遅くなっている<br>●移動動作に時間がかかる<br>●衣服の着脱が困難になっている | ●トイレに行きたいサインをみつけたら、トイレに誘導する<br>●食後など、尿意や便意を感じる時間帯にトイレに誘導する<br>●数日間、排泄日記をつけ、1日の排泄パターンをつかみ、余裕をもってトイレに誘導する |
| トイレではない場所で排泄する | ●トイレの場所がわからない<br>●ゴミ箱などをトイレと間違える<br>●便器であることがわからない<br>●幻視（トイレの前に人が並んでいるなど） | ●誘導する貼り紙をしたり、トイレのドアに大きく「便所」と書いた紙を貼る<br>●夜中もトイレへの通路は明るくしておく<br>●トイレのドアを少し開けて、便器が見えるようにしておく<br>●朝食後など、時間を見計らってトイレに誘導する |

やコミュニケーションも重要です。

## 3. 清潔

認知症高齢者の入浴介助の際に、衣服の着脱を拒否されることがあります。例えば、「お風呂」という言葉がわからなかったり、聞き取れていないと、一方的に衣服を脱がされるように思えるのかもしれません。その場合は、入浴とは何をすることなのかや、服を脱ぐ・着る動作について一つひとつていねいに説明する必要があります。

高齢者の皮膚は乾燥しやすく、脆弱で、掻痒感を起こしやすくなっています。皮膚をかきむしるため身体拘束される場合もあるので、清潔ケアの後の保湿は大切です。

## 身体状況の回復過程に合わせた安全な治療に対するケア

チューブ類の自己抜去は身体拘束の原因の1つです。チューブ類を自己抜去しようとする時期は、身体疾患の急性期を経て、状態が落ち着いて身体状況が回復期に入り、本人が周囲の環境を意識し始める時期です。24時間の点滴などチューブ類の継続が本当に適切なのかを検討する必要があります。

同時に、認知症高齢者の治療の拒否や転倒リスクにもなり得る行動の拡大は、回復の徴候でもあります。身体疾患が悪化して入院治療が必要なときは、症状の悪化や苦痛で心身ともに衰弱し、訴えることもできない状況であることが多いですが、徐々に回復して行動ができるようになってくると、点滴チューブが気になったり、起き上がって家に帰ろうとします。回復過程に伴い飲水ができるようになれば、点滴の抜去の検討も必要です。不必要な安静を解除し、尿道留置カテーテルの早期の抜去を検討して、リハビリテーションなども積極的に行うようにします。治療のため一時的に身体抑制をしているのであれば、回復に向けてのチューブ類の抜去と早期退院に向けた活動性の向上が必要になります。

＊

認知症高齢者の記憶障害や認知機能の特性を踏まえたコミュニケーションをとり、日常のケアをみつめ直すことで、身体拘束のない看護を実現することにつながります。実際に身体拘束のない看護を実現した例も報告されています[4-6]。認知症高齢者への身体拘束のない看護の実現は、認知症高齢者のニーズに気づき、看護の基本である日常生活の看護実践を振り返ることから始まるのです。

［鈴木みずえ］

## 2 / 認知症高齢者のせん妄予防ケアと対応

### 認知症高齢者の せん妄の特徴と考え方

　せん妄は高齢者に限らず、誰にでも起こり得る意識障害です。しかし、脳の脆弱性をもつ認知症高齢者は非常にせん妄を起こしやすく、せん妄を認知症の症状や行動・心理症状（BPSD）と間違えられることがあります。つじつまの合わないことを話していても、認知症のせいだと決めつけず、せん妄を疑ってみましょう。

　すべての認知症高齢者がせん妄を起こすと仮定して観察することと、せん妄の予防、早期発見・早期対応が大切です。発見の遅れが身体拘束につながりますが、その恐怖は、人格崩壊や死亡に至ることもあることを心に留めていただきたいと思います。

　せん妄は脳の機能障害なので、翌日には症状は消え、せん妄時の出来事を忘れています。「いやなことがあった」という漠然とした思いが残る場合がありますが、症状や経過は一過性です。幻覚・錯覚は認知症の主症状のように思われがちですが、認知症の症状で幻覚は多くありません。これらの症状（幻覚・錯覚）が出たときは、まず、せん妄を疑いましょう。せん妄と認知症の鑑別ポイントを表1-3-3に示します。

### せん妄の原因と病態

　せん妄を理解するには、原因を3つに分類して考えるとわかりやすくなります。3つの原因とは、中枢神経の脆弱性を表す「準備因子」、せん妄を起こしやすくする「促進因子」、そしてせん妄を起こすきっかけである「直接因子」です。せん妄はこれらの因子が重なり、脳が機能的に破綻した状態といえます（図1-3-5）。

　図1-3-6を例に考えてみましょう。「準備因子」をもった認知症高齢者にとって、入院

表1-3-3｜せん妄と認知症の鑑別ポイント

|  | せん妄 | 認知症 |
|---|---|---|
| 発症形式 | 急性、亜急性 | 慢性 |
| 経過 | 一過性 | 持続性 |
| 症状の動揺性 | あり、夜間せん妄 | 目立たない |
| 意識 | 混濁 | 正常 |
| 知覚障害 | 錯覚、幻覚 | 目立たない |

・急にぼけた、夜にぼけて変なことをする→せん妄を疑う。
・認知症高齢者はせん妄を起こしやすい。

■せん妄の原因

中枢神経の脆弱性
**準備因子**
● 高齢
● 認知機能障害
● 頭部疾患の既往
● アルコール多飲
● せん妄の既往

せん妄を促進する要因
**促進因子**
● 身体的要因
● 精神的要因
● 環境変化
● 睡眠障害

せん妄の直接原因
**直接因子**
● 身体疾患
● 薬剤（副作用または離脱）
● 手術

■せん妄の病態

脳の脆弱性（準備因子）に、環境的（促進因子）、身体的（直接因子）な負荷が加わり、脳が機能的に破綻した状態

図1-3-5｜せん妄の原因と病態

は、崖っぷちにぶら下がっている状況（「促進因子」）にたとえることができます。そして、その高齢者の手を踏みつける行為、これが「直接因子」になります。準備因子は取り除くことはできません。しかし、促進因子は改善することができますし、また、手を踏みつける行為は避けなければなりません。崖っぷちにぶら下がっている高齢者をレスキューすること、これがせん妄予防のケアなのです。

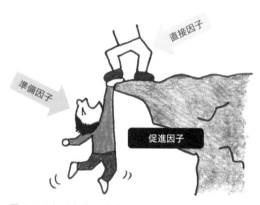

図1-3-6｜せん妄の発症

## せん妄予防ケア

上記の3つの原因別に、ケアと対応を考えてみましょう（図1-3-7）。

### 1. 準備因子

図1-3-7に準備因子としてあげている項目は、いずれも変えることのできないものばかりで、この部分への介入は困難です。しかし、これらについての情報を収集することで、せん妄の早期発見と対応への準備をすることができます。

### 2. 促進因子

促進因子は改善可能な要因です。対応は、環境調整と症状緩和を目的としたケアの提供です。

#### ■1 環境調整

環境調整といっても、何も特別なことではありません。例えば、声をかけるとか、白い壁と天井しか見えない環境を変えるとか、ベッドの周囲に見慣れたものを置いて、日時がわかるように工夫する、といったことでよい

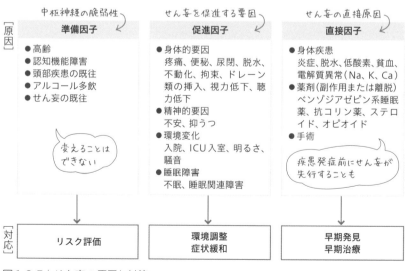

図1-3-7｜せん妄の原因と対策

のです。認知症高齢者がふだん使っているメガネは、本人の手が届くようにベッドの近くに置いてありますか？ 馴染みのものを身の回りに配置しておくことは効果的です。穏やかに声をかけ、何よりも認知症高齢者を 1 人でベッドに長時間寝かせたままにしないことが大切です。

不安が強い認知症高齢者には、家族に寄り添っていただくのもよいでしょう。

### ２ 症状緩和

身体的要因で重要なことは、痛みと排泄に関することです。

最終排便はいつだったか、把握していますか？ 眠前の緩下薬（センノシド）内服が腹痛や不快感となって、夜間せん妄になる人もいます。入院前や外来受診時に排便状況について確認し、便秘の対応は昼間にすませておきましょう。

前立腺肥大症があると、思いのほか残尿量が多く、200mL 以上あることもめずらしくありません。特に抗コリン薬や利尿薬を使用したときに残尿量が増加し、せん妄を引き起こしやすくなります。膀胱内尿量測定器で残尿量をチェックし、100 〜 120mL 以上あれば導尿しましょう。抗コリン作用の強い頻尿の薬は休薬し、その後も 1 〜 2 回 / 日程度測定します。常に 100mL 以上の残尿がある場合は、泌尿器科にコンサルトします。尿道留置カテーテルは感染・せん妄の原因になるため、積極的には勧められません。

また、身体拘束自体がせん妄を悪化させることにも留意しましょう。

### 3. 直接因子

直接因子はせん妄の引き金となる要因です。原因の除去およびせん妄の早期発見と治療が重要です。

表1-3-4｜せん妄の診断基準（CAM）

| ①急激に発症、症状が変動 ②注意力障害 ③思考がまとまらない ④意識レベルの変動 | ①と②は必須、 ③または④が存在 → せん妄 |
| --- | --- |

CAM : Confusion Assessmennt Method

肺炎、腎盂腎炎、胆嚢炎等の感染症による炎症や心不全の悪化がせん妄を引き起こします。時には、発熱などの症状が出る前に、せん妄が先行することもあります。この場合、せん妄の治療を行うと同時に、原因となる疾患を早急に突きとめることが必要です。

薬剤もしばしばせん妄の引き金になります。ベンゾジアゼピン系睡眠薬、抗コリン薬、ステロイド、オピオイドをすでに内服している、あるいは内服を開始する場合は、状態の変化を観察し、せん妄の症状の早期発見に努めなければなりません。

## せん妄の早期発見・気づきのポイント

せん妄の評価スケール CAM（Confusion Assessment Method）の診断基準では、せん妄は「急激に発症」することと表現されています（表1-3-4）が、多くの場合はなんらかの前触れがあります。このような小さな徴候を見逃さず、早期に対応する——これが身体拘束を回避するコツです。

[事例]

A さん、82 歳、女性、軽度のアルツハイマー・血管性の混合型認知症。頻尿で内服治療中だったが、心臓カテーテル検査のため入院することになった。午前中に入院説明を行ったところ、落ち着いて聞いており、点滴を開始した。

昼食後、A さんが頻回に部屋から外の様

子を見ているため、看護師が声をかけたところ、「今、小さい子が来た……」と要領を得ない返事だった。夕食は手を付けず、体調を尋ねてもいらいらして落ち着かない様子で、失禁していた。就眠前に訪室すると、点滴チューブを自己抜去していた。「今、息子が来たので、これから家に帰る」「あんたはいったい誰？」と話し、説明や説得をしても話はまったくかみ合わない。病室を出ていこうとするが、なんとか点滴チューブを入れ直し、不眠時指示の睡眠薬を内服させた。

その後も興奮してもうろう状態で、再度点滴チューブを抜去してしまった。「タクシーが来た」と言ってふらつきながら歩き出したところ、転倒した。転倒予防のために身体拘束が行われた。

せん妄の症状と観察のためのポイントを表1-3-5にまとめました。せん妄の症状は、認知症と特に変わりはありませんが、ポイントは、これらの症状が1日の中で変動することです。上記の事例では、入院時に説明をし

表1-3-5｜せん妄の症状と観察のためのポイント

| 意識レベルの低下 | ●ぼーっとしている<br>●いらいらして落ち着きがない<br>●感情が短時間で変わる<br>●目つきが変わる |
|---|---|
| 注意力障害 | ●できていたことができなくなる（食事、身の回りのこと）<br>●そわそわして同じことを繰り返す（立ったり、座ったり）<br>●話に集中できず、問いと違う答えが返る<br>●同じ話を繰り返す<br>●見当識障害<br>●即時記憶・短期記憶の障害 |
| 思考の解体 | ●話がまとまらない<br>●つじつまが合わない<br>●幻覚、錯覚、見えないものが見える |

上記の症状が1日の中で変動する。

て点滴チューブを挿入した看護師がAさんの昼間の様子からせん妄を疑い、対応していれば、夜間の不穏や転倒は回避できたかもしれません。

しかし日勤の担当看護師が、「認知症だから妄想くらいあるだろう」と考え、意識レベルの低下や幻覚を見落としたまま勤務を終えたとします。夜勤の担当看護師は、Aさんの入院時の落ち着いた状態を見ていないので、「この人はふだんから怒りっぽく、認知症で失禁している」と考え、溢尿による失禁を疑わず、意識レベルの低下や注意力障害、思考の解体の症状が午前中とは明らかに変化していることに気づくことができません。

このように、せん妄の診断には、症状の些細な経時的変化に目を止めることが大切です。申し送り時には引き継ぐ担当者に、患者の意識が清明だったときの状態を伝えるようにしてください。

## せん妄の原因となる苦痛・痛み・薬のアセスメントのポイント

### 1. 苦痛・痛みのアセスメント

認知症の人は、痛みを痛みとして訴えてはくれません。尿意や便意を感じなかったり、感じても正しく伝えられないことが少なくありません。それでも、「足に棒が入っている」「妊娠した」など、自分で感じた痛みを過去の体験や記憶から必死に伝えようとします。また、せん妄時には幻覚を伴うため、痛みを「ハワイに来ている」、尿閉で膀胱が緊満した苦痛を「テーブルに火が付いた！」などと、症状とまったく関係のない言葉で表現したりします。

このような場合は、表情や動作から苦痛や痛みの程度を推し量り、せん妄の原因因子を除去しなければなりません。痛み・不快感の

表1-3-6｜薬剤性せん妄の危険因子

- 3剤以上内服している
- オピオイド
- ステロイド
- ベンゾジアゼピン系睡眠薬
- 抗コリン作用を有する薬剤

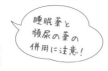
睡眠薬と
頻尿の薬の
併用に注意！

（日本総合病院精神医学会 せん妄指針改訂班 編：
せん妄の臨床指針［せん妄の治療指針 第2版］,
p.20〜23, 星和書店, 2015 より改変）

治療をせずに睡眠薬を投与すると、せん妄が発症したり、増悪してしまいます。

## 2. 薬のアセスメント

薬はせん妄の直接因子として働くことがあり、3種類以上の内服でせん妄の危険因子になります。特にベンゾジアゼピン系睡眠薬は、内服開始時だけでなく、中止時にも離脱せん妄を起こすため、注意が必要です（**表1-3-6**）。毎日飲んでいるエチゾラム（デパス®等）が飲めなくなることのないよう、気をつけましょう。

先の事例のAさんのように、頻尿で抗コリン作用の強い薬剤を内服中の人に、眠れないからと安易にベンゾジアゼピン系睡眠薬や超短時間型の睡眠薬を服用させると、夜間せん妄を起こす場合があります。残尿量が多くて、頻尿・溢尿を起こしていることもあります。残尿量を確認して頻尿の薬を中止するとともに、他の睡眠薬の処方を考慮してもらうとよいでしょう。残尿量の確認には、簡易エコーの利用が感染予防になり、患者の拒否もなく望ましいでしょう。

## せん妄に対する薬物療法

### 1. せん妄の治療に効果的な薬剤

せん妄が発生したら、①原因の特定と除去、②抗精神病薬を中心とした薬物療法、の順序で治療を行うことが原則です。投薬を優先しなければならない状況もあるでしょうが、原因を特定・除去せずに抗精神病薬の投薬量を増やしてしまうと、せん妄が悪化し、医療者に気づかれぬまま不幸な転帰をたどることになります。

薬物療法の目的は脳の機能障害の改善であり、せん妄時の不穏に鎮静をかけて眠らせることではありません。Aさんのような夜間せん妄に対して、睡眠薬や抗不安薬で鎮静を試みても改善しません。それどころか、せん妄が悪化することがあります。脳機能障害の改善には、抗精神病薬の投与が必要です（**表1-3-7**）。

抗精神病薬は、眠らせるために使うのではありません。日中のせん妄では、いかに眠らせずによい状態に戻すかが治療のゴールになります。午前中はガラス越しの日光浴を行い、覚醒を促すようにしましょう。昼食後30分程度の仮眠は体力回復のために必要といわれていますが、それ以上の睡眠をとると昼夜逆転が起こります。せん妄の悪化を予防するた

表1-3-7｜抗精神病薬と睡眠薬・抗不安薬

| **抗精神病薬** | |
|---|---|
| ハロペリドール、リスペリドン、オランザピン、クエチアピン、ペロスピロン、レボメプロマジンなど | ● せん妄や統合失調症に使用される<br>● 幻覚、興奮、昼夜リズム障害などの症状そのものに効果がある |
| **睡眠薬、抗不安薬（ベンゾジアゼピン系）** | |
| ゾルピデム、ブロチゾラム、ジアゼパム、トリアゾラム、エチゾラム、リルマザホン | ● 不眠時・不安時に使用される<br>せん妄を悪化させる！ |

表1-3-8｜抗精神病薬の効果と副作用

| 効果 | ● 認知機能・見当識・注意集中力の改善（内服20〜60分後に見当識が改善し、落ち着いて話ができる） |
|---|---|
| 副作用 | ● 錐体外路系副作用：パーキンソニズム（振戦、小刻み歩行、**嚥下障害**）<br>● 抗α作用：立ちくらみ、ふらつき<br>● 抗コリン作用：便秘、**尿閉**、目のかすみ |

めに、薬物治療だけでなく、日中は十分に覚醒し、夜間は入眠できるようサーカディアンリズムを整えることが必要です。

抗精神病薬の内服後は、効果と副作用を観察してください。効果とは、認知機能・見当識・注意集中力の改善です（表1-3-8）。通常、内服20～60分後にはせん妄症状への効果がみられます。このとき、副作用でふらついたり傾眠することがあるため、見守りが必要です。

長期間の内服では、副作用の嚥下障害、便秘、尿閉が問題となり、誤嚥性肺炎やせん妄の再燃を引き起こします。摂食状況、排便・排尿状況など、食事の確認と腹部のフィジカルアセスメントが必要になります。

すべてのせん妄患者が、興奮したり不穏になるわけではありません（低活動型せん妄もあります）。ごく軽いせん妄では、眠ることができ、静かな朝を迎えられます。過活動型せん妄でも、初期の段階で気づき、促進因子・直接因子を取り除いたり、早期に少量の抗精神病薬を内服することで、身体拘束のない穏やかな夜を過ごすことが可能です。

## 2. 注意点

BPSDはしばしばせん妄と間違えられます。抗精神病薬はせん妄という意識障害に有効な治療薬ですが、BPSDに使用する場合は単に鎮静させているに過ぎず、患者の悲しみや怒りは残ったままで、治療的効果はありません。

失見当識を否定し、説得・説明する行為は、認知症高齢者をさらに混乱させてしまいます。強い怒りは暴力行為を引き起こし、身体拘束が行われることにもつながります。客観的なアセスメントを行うとともに、まなざしを認知症高齢者の心に向けましょう。認知症高齢者の不安に寄り添い、その世界に合わせたケアをすることで、BPSDや怒りを回避できます。このような対応こそが、せん妄のときに求められるのです。　　　　　　［淺井八多美］

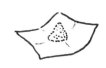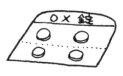

## 3 / 多職種連携とシステムづくり

入院中の患者の状態は刻々と変化するため、状況に応じてアセスメントを行いながら適切に対応するには多職種連携が重要です。認知症高齢者は自分の身体機能の変化に伴う危険性を認識することが難しく、ふだんどおりに自分で行動しようとして、転倒・転落やチューブ類の事故を招くことがあります。看護師は認知症高齢者の状態変化を見逃さず、行動予測をしながら対応することが必要です。

一方で、看護スタッフは限られた人員や資源で多くの患者をケアしなければならず、事故防止のため、身体拘束という手段を選択することがあります。変化する認知症高齢者の状態に合わせて、身体拘束をせずに適切なケアを実施するためには、看護師だけでなく、認知症高齢者にかかわる多職種で協力し合い、療養生活を多面的に支援する必要があります。治療方法や薬剤選択、ケア方法、環境調整、使用物品など、療養生活にかかわる様々なことについて、多職種チームで話し合います。身体拘束をせずに工夫できる方法を検討することで、認知症高齢者の尊厳と安全を守る医療の提供が実現可能となります。定期的に会議を開催したり、以下に示すような院内システムなどを積極的に活用しましょう。

### 多職種カンファレンスの開催

日常業務の中で多職種が話し合う場を設けましょう。医師、看護師、薬剤師、理学療法士、栄養士、医療ソーシャルワーカーなどの多職種が集まり、疾患への治療方針、薬剤の身体的影響、療養生活上の問題点、治療後に目指す生活とサポートの必要性などについて話し合います。専門知識や情報を共有し、患者の生活を支える視点から、今後予測される課題と対応方法を検討します。

認知症高齢者が、病院という不慣れな環境でもできるだけ混乱することなく医療を受け、生活するために、できることについて話し合うことが、身体拘束のない看護につながります。入院時や手術などの治療開始前や、毎週水曜日などとタイミングを決めて、定期的にカンファレンスを行うとよいでしょう。

### 院内の多職種チームの活用

急性期病院には、認知症ケアチーム、排泄ケア支援チーム、栄養管理チームなど、多職種で構成される組織横断的なチームや、医療安全の観点から現場を支援するための転倒・転落予防チーム、せん妄予防チームなどがあると思います。なかでも認知症ケアチームや転倒・転落予防チームは、認知症高齢者の生活行動の視点から、療養環境の見直しや具体的なケア方法について提案する役割を担っています。認知症高齢者の対応に苦慮する場合、多職種チームから助言を得ながら、認知症高齢者が安心して医療を受けられる療養環境づくりを心がけましょう。

### 倫理的問題を話し合う 院内システムの構築

どんなにケアの工夫や療養環境を整える努力をしても、対応に困ることがあります。病状によって治療を優先せざるを得なかったり、医療者間あるいは認知症高齢者・家族との間の考えの相違などから、処置方法の選択や身体拘束実施の可否について悩む場合もあるでしょう。そのようなときに、倫理的問題について話し合える院内システムがあること

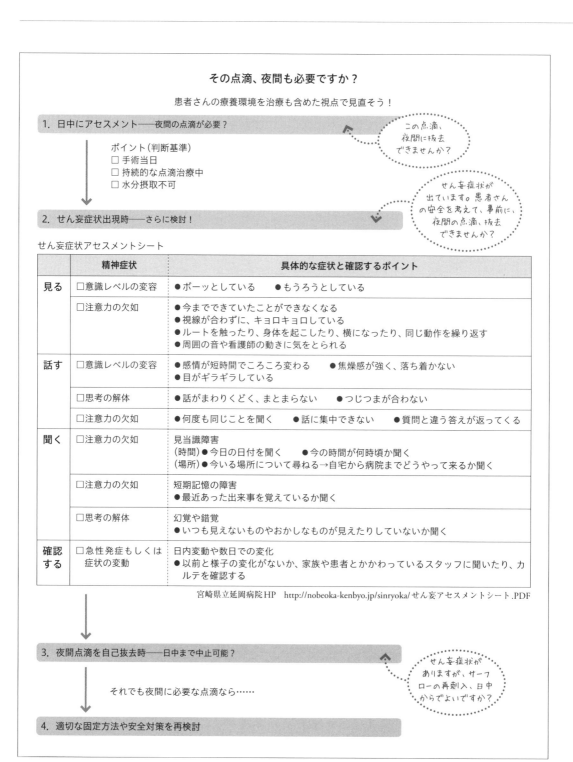

その点滴、夜間も必要ですか？

患者さんの療養環境を治療も含めた視点で見直そう！

1. 日中にアセスメント——夜間の点滴が必要？

> この点滴、夜間に抜去できませんか？

ポイント（判断基準）
☐ 手術当日
☐ 持続的な点滴治療中
☐ 水分摂取不可

2. せん妄症状出現時——さらに検討！

> せん妄症状が出ています。患者さんの安全を考えて、事前に、夜間の点滴、抜去できませんか？

せん妄症状アセスメントシート

| | 精神症状 | 具体的な症状と確認するポイント |
|---|---|---|
| 見る | ☐ 意識レベルの変容 | ●ボーッとしている　　●もうろうとしている |
| | ☐ 注意力の欠如 | ●今までできていたことができなくなる<br>●視線が合わずに、キョロキョロしている<br>●ルートを触ったり、身体を起こしたり、横になったり、同じ動作を繰り返す<br>●周囲の音や看護師の動きに気をとられる |
| 話す | ☐ 意識レベルの変容 | ●感情が短時間でころころ変わる　　●焦燥感が強く、落ち着かない<br>●目がギラギラしている |
| | ☐ 思考の解体 | ●話がまわりくどく、まとまらない　　●つじつまが合わない |
| | ☐ 注意力の欠如 | ●何度も同じことを聞く　　●話に集中できない　　●質問と違う答えが返ってくる |
| 聞く | ☐ 注意力の欠如 | 見当識障害<br>（時間）●今日の日付を聞く　　●今の時間が何時頃か聞く<br>（場所）●今いる場所について尋ねる→自宅から病院までどうやって来るか聞く |
| | ☐ 注意力の欠如 | 短期記憶の障害<br>●最近あった出来事を覚えているか聞く |
| | ☐ 思考の解体 | 幻覚や錯覚<br>●いつも見えないものやおかしなものが見えたりしていないか聞く |
| 確認する | ☐ 急性発症もしくは症状の変動 | 日内変動や数日での変化<br>●以前と様子の変化がないか、家族や患者とかかわっているスタッフに聞いたり、カルテを確認する |

宮崎県立延岡病院 HP　http://nobeoka-kenbyo.jp/sinryoka/せん妄アセスメントシート.PDF

3. 夜間点滴を自己抜去時——日中まで中止可能？

> せん妄症状がありますが、サーフローの再刺入、日中からでよいですか？

それでも夜間に必要な点滴なら……

4. 適切な固定方法や安全対策を再検討

図1-3-8│夜間持続点滴の必要性を日中から検討するためのポイント（判断基準）フロー図

(武蔵野赤十字病院患者安全管理委員会看護部)

が望まれます。倫理問題検討委員会などが第三者としてカンファレンスに同席し、積極的に話し合っている病院もあります。

　問題が生じた際には、現場の医療者だけで抱え込まず、そこに焦点を当てて話し合うことのできる院内システムを積極的に活用すべきです。そのようなシステムがない場合は、問題があると感じる事象や看護師自身が感じている葛藤などについて、上司や医療安全管理者など信頼のおける人に相談するようにします。

## 身体拘束をしないための組織的な取り組み例

　武蔵野赤十字病院（以下、当院）の医療安全推進室に報告された様々なインシデントの中で、チューブトラブルに着目してみると、高齢患者の夜間の末梢点滴チューブの自己抜去がどの病棟でも発生しており、自己抜去の対策としてミトン型手袋（以下、ミトン）を装着させていました。現場の看護師に聞いてみると、最初からミトンを装着するわけではなく、まず点滴チューブが患者の視線に入らないよ

うに位置を工夫し、チューブはパジャマの袖を通して襟元から出したり、点滴刺入部に包帯を巻いて保護するなどの工夫をしていました。それでも自分でチューブを抜いてしまう場合、最終手段としてミトンを装着せざるを得なかったのです。

　報告されたインシデントレポートをもとに患者の背景や使用薬剤について調査すると、持続的投与をしなくても治療上の影響が少ない点滴を投与しているときに、自己抜去が多発することがわかりました。患者の立場から考えると、点滴自体が非日常的なことであり、認知症や意識障害のある患者にとっては、点滴の必要性やチューブの取り扱いについて認識することが困難で、点滴は身体に付けられた不快なものでしかないと感じていることが推測されます。夜間、寝ているときに不快感からチューブを引き抜いてしまったり、点滴が持続的に投与されていることで夜間の排尿を誘発している可能性が考えられました。

　持続投与しなくても治療上の影響が少ない点滴であれば、夜間の投与はやめられるのではないかと考え、医療安全推進室と複数の看

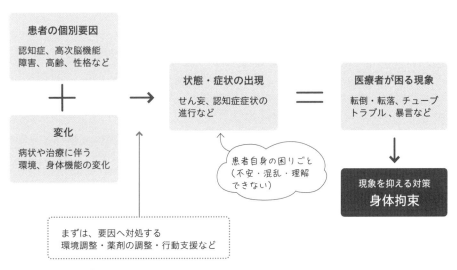

図1-3-9｜現象が起きる要因への対策

護師長で「夜間持続点滴の見直しプロジェクト」を立ち上げました。医師の意見をもとに夜間持続点滴の必要性を日中から検討するためのポイント（判断基準）を決め、フロー図（図1-3-8）を作成し、医師・看護師を対象として主旨を説明し、運用を開始しました。その後の調査において、夜間の持続点滴の実施率は減少し、患者の身体への悪影響や業務上の不具合の報告はありませんでした。自己抜去を防ぐ対策として行われていたミトン装着件数については、正確な数は把握していませんが、看護師への事後アンケートによれば、身体拘束は減ったようです。

患者の点滴チューブを抜いてしまう行動を問題視するのではなく、なぜ抜いてしまうのか、逆に、それは本当に必要な治療なのか、インシデントが発生する背景要因に着目して、医師と看護師が協働して対策をとる（図1-3-9）ことで、患者が心身ともに安定した療養生活を送れる環境を提供できました。

組織的に身体拘束を減らすためには、問題に対して多職種が連携して向き合い、院内のシステムを構築することが何よりも不可欠だと考えます。

［黒川美知代］

# 4 / 認知症ケア加算による身体拘束低減への影響

## 認知症ケア加算の概要

2016（平成28）年に新設された急性期病院における「認知症ケア加算」は、急性期病院における認知症看護の質の向上により、認知症高齢者が入院し治療を受ける際に生活機能が保持され、不必要な入院期間を過ごすことなく、速やかにそれまでの暮らしに戻ることを目的としています。

2020（令和2）年度診療報酬改定では、質の高い認知症ケアを提供する観点から、医師および看護師にかかわる要件および評価を見直すとともに、専任の医師または専門性の高い看護師を配置した場合に新たな評価が行われ、評価体系が2段階から3段階となりました。

認知症ケア加算には1～3の3種類があります。加算1は専門的な研修を受けた、すなわち専門看護師や認定看護師を含む認知症ケアチームの設置による活動、加算2は専門的な研修を受けた専任の常勤看護師（または

は専任の常勤医師）の配置、加算3は所定の研修を受けた看護師を3名以上、病棟配置することによる活動です（表1-3-9）。

特筆すべきは、加算1～3ともに、「身体的拘束を実施した日は所定点数の100分の60相当の点数加算となる」ことです。これは2016年の認知症ケア加算創設時から示されており、診療報酬上はじめて、「身体拘束によって加算が減じられる」ことが明記されました。

介護保険制度が創設された2000年、介護保険施設では身体拘束が原則禁止となりました。それから15年を経て、急性期病院においても身体拘束は「よくないこと＝これをしたら診療報酬が減じられる」とされたのです。しかし、日本において、急性期病院における身体拘束低減に向けた国家的規制は始まったばかりといえます。

表1-3-9｜認知症ケア加算の主な要件等（令和2年度診療報酬改定）

| | | 認知症ケア加算1 | 認知症ケア加算2 | 認知症ケア加算3 |
|---|---|---|---|---|
| 点数 | | 14日以内：1日160点<br>15日以上：1日30点<br>※身体的拘束実施日は所定点数の100分の60相当 | 14日以内：1日100点<br>15日以上：1日25点<br>※身体的拘束実施日は所定点数の100分の60相当 | 14日以内：1日40点<br>15日以上：1日10点<br>※身体的拘束実施日は所定点数の100分の60相当 |
| 算定対象 | | 認知症高齢者の日常生活自立度判定基準ランクⅢ以上の患者（重度の意識障害のある者を除く） | | |
| 主な算定要件 | 身体的拘束 | 身体的拘束を必要としないよう環境を整える、身体拘束をするかどうかは複数の職員で検討する、やむを得ず実施する場合は早期解除に努める等 | | |
| | ケア実施等 | 認知症ケアチームと連携し、病棟職員全体で実施 | 病棟の看護師等が実施 | 病棟の看護師等が実施 |
| | 専任の職員の活動 | 認知症ケアチームが、<br>・カンファレンス（週1回程度）<br>・病棟巡回（週1回以上）<br>・認知症ケアの実施状況把握<br>・病棟職員へ助言 | 専任の医師又は看護師が、<br>・定期的に認知症ケアの実施状況把握<br>・病棟職員へ助言 | － |
| 主な施設基準 | 専任の職員の配置 | 認知症ケアチームを設置<br>・専任の常勤医師（精神科・神経内科3年又は研修修了）<br>・専任の常勤看護師（経験5年かつ600時間以上の研修修了）<br>※原則週16時間以上、チームの業務に従事<br>・専任の常勤社会福祉士又は精神保健福祉士 | いずれかを配置<br>・専任の常勤医師（精神科・神経内科3年又は研修修了）<br>・専任の常勤看護師（経験5年かつ600時間以上の研修修了） | － |
| | 病棟職員 | 認知症患者に関わる全ての病棟の看護師等が、認知症ケアチームによる院内研修又は院外研修を受講 | 全ての病棟に、9時間以上の研修を修了した看護師を3名以上配置（うち1名は院内研修で可） | |
| | マニュアルの作成・活用 | 認知症ケアチームがマニュアルを作成 | 専任の医師又は看護師を中心にマニュアルを作成 | マニュアルを作成 |
| | 院内研修 | 認知症ケアチームが定期的に研修を実施 | 専任の医師又は看護師を中心に、年1回は研修や事例検討会等を実施 | 研修を修了した看護師を中心に、年1回は研修や事例検討会等を実施 |

（厚生労働省保険局医療課：令和2年度診療報酬改定の概要. 令和2年3月5日版, 2020）

日常のケアをみつめ直すことで身体拘束のない看護を実現する

## 認知症ケア加算の診療報酬化に至るプロセス

認知症ケア加算の診療報酬化は、2012年の日本老年看護学会会員からの高齢者への看護技術の診療報酬化に関するニーズ調査、2013年の老人看護専門看護師・認知症看護認定看護師を対象とした急性期病院における認知症高齢者へのチーム医療と看護の実態調査[7]、2014〜2015年の入院した認知症高齢者へのチーム医療の効果に関するシステマティックレビュー[8]と、根拠を明示して進められました。

その当時、認知症患者が急性期病院に入院すると高い確率で身体拘束を受け、その人の生活機能が一気に低下し、結果的に元の暮らしに戻ることができず、生命力が低下していく事態が当たり前に生じていました。このことに、老年看護にたずさわる臨床家と研究者の双方が重大な懸念を感じていたことが、診療報酬化のプロセスから垣間見えます。

## 認知症ケア加算が急性期病院の看護に与えた影響

### 1. 加算1年後のケアはどのように変化したか

#### ■1 専門看護師、認定看護師が認識している変化

　日本老年看護学会老年看護政策検討委員会では、2017年に2種類の調査を実施しました。その結果をもとに、認知症ケア加算導入1年後の変化をみてみましょう。

　認知症ケア加算導入から1年後の2017年3月に、老人看護専門看護師101人と認知症看護認定看護師407人に、加算の影響についてのWebアンケートを行いました[9]。得られた回答のうち、認知症ケア加算を算定している急性期病院に勤務する専門看護師・認定看護師からの回答（101人）を分析対象としました。

　1年後の実感として、認知症ケア加算導入により認知症ケアが「少し改善した」と認識していた者は70人（69％）、「改善された」は9人（9％）であり、8割弱はなんらかの改善を実感していました。特に、看護師の認知症ケアに対する意欲や動機の高まり、認知症ケアにおける身体拘束の必要性の検討の充実、認知症ケアにおける多職種連携の改善、の3点は、回答者の75％以上が「大いにあり、あり」と回答していました。

　2016年創設時の認知症ケア加算1においては認知症ケアチームの設置と活動が定められていること、加算2においては認知症ケアに関する研修を受けた複数名の看護師の病棟配置が定められていることにより、認知症のある患者へのケアが担当看護師1人の責任で行われることなく、「チーム」としての目的・目標の共有がなされるようになったこ

とで、身体拘束の必要性の検討が充実し、連携の改善につながるようになったと考えられます。まさに「知恵は多いほうがよい」のです。それまで急性期病院に入院してくる認知症のある高齢者を「手がかかる」「危険な動作を繰り返す」と否定的にとらえがちであった看護師にとって、チームで話し合い、解決策を見出し、共有する機会となったと考えられます。

#### ■2 認知症ケア加算2算定届出病院における認知症看護研修の効果

　この調査[10]は、2016年11月当時、全国の厚生局ホームページに公開された届出受理医療機関名簿に掲載の病院1469か所に対して、看護管理者を回答者として質問紙調査を行ったものです。そのうち、認知症ケア加算2を届け出た施設からの508件の有効回答をまとめています。

　2016年11〜12月時点で、本調査に回答した看護管理者は、研修修了者個人への効果については、「そう思う」と回答した者が443人（88.1％）でした。一方、病院全体への効果については、「そう思う」と回答した者は394人（78.3％）と、受講者本人への効果と比較して、病院全体への効果はやや低くなっていました。

　また16項目の研修効果の中で、修了者の認知症ケアに対する知識の深まり、修了者の認知症ケアに対する意欲や態度の向上、看護計画書の充実、伝達講習会などによる病棟全体での学びの共有、身体拘束の実施基準に関するマニュアルづくり、認知症ケアに関するカンファレンスの充実、病棟看護師等を対象とした研修会や事例検討会の開催については、70％以上の看護管理者が「効果あり」と回答していました。

　2016年創設時の認知症ケア加算2では、

認知症看護の研修を受けた看護師の複数名の配置が義務づけられており、そのため、認知症ケア加算導入直後は、全国各地で行われる認知症看護研修に申し込みが殺到しました。認知症ケア加算2に伴う認知症看護の研修により、認知症ケアの基本的な知識が広く急性期病院の看護師に周知されるに至ったと考えます。

## 2. 身体拘束の実態はどのように変化したか

### 1 全国の急性期病院を対象とした認知症のある入院患者への身体拘束実施に関する調査

東京都医学総合研究所の中西らが2017年2～3月に行った、全国の急性期病院を対象とした認知症のある入院患者への身体拘束実施に関する調査[11]は、認知症ケア加算の導入と身体拘束の実施との関連について明らかにしたものです。

加算導入1年後に認知症ケア加算を算定している病棟の認知症患者の身体拘束の割合は42.0％、算定していない病棟では47.1％であり、調整オッズ比は0.76であったと報告しています。一方、加算を算定している病棟であっても、認知症のある人の4割は身体拘束をされていたということも示しています。

### 2 日本看護協会DiNQL事業から得られたデータを用いた調査結果

日本看護協会の「労働と看護の質向上のためのデータベース（DiNQL）事業」から得られたデータを用いた認知症ケア加算の算定状況と身体拘束の割合についての調査結果[12]をみてみましょう。このデータは、2018年10月時点における特定機能病院と入院基本料7対1算定病棟284病院を対象に分析したものです。

身体拘束患者割合は加算2の病棟よりも加算1の病棟のほうが低く、加算2病棟でも専門看護師や認定看護師の配置がある病棟では、配置のない病棟と比較して身体拘束割合が低いという結果でした[*1]。身体拘束延べ日数にも同様の傾向がありました。この結果から言えることは、認知症ケアに関する専門的な実践能力を有する看護師がいる病棟では、身体拘束をしないですむ状況がつくられやすい傾向にあるということです。

## 認知症ケア加算が今後、効力を発揮するために必要なこと

当たり前のことですが、認知症ケア加算を導入したからといって、身体拘束が低減することはありません。上記の調査からもわかるように、認知症のある高齢者が急性期病院に入院した場合、認知症ケア加算を導入している病院であっても、身体拘束は一定の割合で行われています。

一方、認知症ケア加算導入によって、急性期病院の看護師に認知症ケアの基礎的知識が浸透しつつあり、また、カンファレンスや看護計画書の作成などが行われるようになったことで、身体拘束低減の動きは全国で確認されています。つまり、「本当に必要な身体拘束であるのか」を検討する機会が増加しつつあるということでしょう。

認知症ケア加算とは、急性期病院にあっても、認知症のある人への安全を確保するためには、認知症高齢者が落ち着いて穏やかに過ごすことができるように、看護師が責任をもって療養上の世話を行うことへの評価です。

---

*1　この身体拘束割合は入院患者数を分母とし、病棟で身体拘束を実施した患者数を分子とする計算式であるため、中西らの身体拘束実施割合の値とは大きな差があることに注意する必要がある。

そして、認知症のある高齢者への最善のケア提供を考え出すために、多職種の判断と看護師の判断をすり合わせる機会を増やし、認知症ケアの質を底上げするための方策でもあります。

次のステップに進むためには、急性期病院で認知症ケアにたずさわる看護師が、身体拘束に代わる確かな手段を見出し、看護計画の中に組み込み、実行し、評価し、さらなる改善を目指すという取り組みを継続することが必要です。このような取り組みを実現するためには、「身体拘束は百害あって一利なし」を病院全体が認識し、看護管理者がリーダーシップを発揮して、身体拘束に頼らない組織文化を育成することが、認知症ケア加算導入の究極のビジョンであると考えます。

［酒井郁子］

### 引用文献（Part 1-3）

1）メットライフ生命「老後を変える」編集部：1万4,100人に大調査！ 老後の豊かさの鍵はお金か？ 健康か？ 家族か？
https://www.metlife.co.jp/changerougo/about/japanproject/project02/
2）鈴木みずえ：超高齢社会における看護のパラダイムの転換—最期まで輝く人生を支援するための看護の創造，老年看護学，22（2）：5–9，2018.
3）ドーン・ブルッカー，クレア・サー（水野 裕ほか 訳）：認知症ケアマッピング—理論と実際，認知症介護研究・研修大府センター，2011.
4）中田信枝：高齢者・認知症患者の身体拘束を削減するために—身体拘束と転倒・転落事故のリスク，老年精神医学雑誌，29（2）：147–157，2018.
5）小藤幹恵：高度急性期医療の場での抑制しない看護への

チャレンジ，看護，70（2）：70–75，2018.
6）佐藤晶子：高齢者の「尊厳」と「安全」を守る—急性期病院における身体拘束ゼロ病棟達成の取り組み，老年看護学，24（1）：25–31，2019.
7）日本老年看護学会老年看護政策検討委員会：老人看護専門看護師および認知症看護認定看護師を対象とした「入院認知症高齢者へのチーム医療」の実態調査報告書，2014.
8）亀井智子ほか：認知症および認知機能低下者を含む高齢入院患者群への老年専門職チームによる介入の在院日数短縮等への有効性；システマティックレビューとメタアナリシス，日本老年看護学会誌，20（2）：23–25，2016.
9）深堀浩樹ほか：老年看護政策検討委員会活動報告（2）認知症ケア加算1・2を算定した病院における老人看護専門看護師・認知症看護認定看護師が認識している認知症ケアの実態と変化，2017.
10）北川公子ほか：老年看護政策検討委員会活動報告（1）認知症ケア加算2算定申請をした病院の看護管理者からみた認知症看護研修の効果，老年看護学，22（2）：97–102，2018.
11）Nakanishi, M. et al. : Physical restraint to patients with dementia in acute physical care settings ; effect of the financial incentive to acute care hospitals, Int Psychogeriatr, 30（7）：991–1000, 2018.
12）岩澤由子，長谷川陽一：DiNQL データから見る，認知症ケア加算と人員配置・身体拘束，看護，71（3）：70–73，2019.

### 参考文献

1）長谷川真澄，栗生田友子 編著：チームで取り組むせん妄ケア—予防からシステムづくりまで DVD 付，医歯薬出版，2017.
2）日本老年医学会 編：改訂版 健康長寿診療ハンドブック—実地医家のための老年医学のエッセンス，メジカルビュー社，2019.
3）秋下雅弘，長瀬亜岐：看護・介護現場のための高齢者の飲んでいる薬がわかる本，医学書院，2018.
4）和田 健：ポケット版 改訂 せん妄の臨床—リアルワールド・プラクティス，新興医学出版社，2019.
5）日本総合病院精神医学会せん妄指針改訂班 編：せん妄の臨床指針—せん妄の治療指針 第 2 版，p.20–23，星和書店，2015.
6）黒川美知代：夜間持続点滴削減プロジェクト活動，日本医療マネジメント学会雑誌，20（suppl）：187–187，2019.

# ICUへの入院経験から
# 認知症高齢者の身体拘束を考える

ICUに入院するという経験をした。

入院は夜だったのですぐに部屋の電気を消され、一夜を過ごすこととなった。初日はICU内の個室だった。

初日は腕に点滴と尿道留置カテーテルが入り、血圧を自動で測る音はするものの、人が来なければ静かだった。入口のカーテンをスッと開けて様子を見にくるだけのスタッフには、暗い部屋に一瞬姿を現すので、「何をしに来たのだろう」という疑問と不安が頭をよぎり、「ああ、見回りか」としばらくして理解し、再び暗く静かな天井を眺めた。

翌日、カーテンで仕切られたベッドに移った。今度はカーテン越しに近くを人が通る気配がたびたびする。痛みが徐々に強くなり、ベッド上で我慢の時間だったが、徐々に回復して動けるようになると、手の届く範囲に必要なものがほしくなってきた。コップにお茶が用意されたが、ベッド右横にあるオーバーテーブルに置かれたものが意外と取りにくく、コップよりわずかに頭側に置かれたティッシュペーパーが取れない。そうしているうちに点滴のアラームが鳴る。肘を曲げたことで点滴の流れが悪くなったらしく、看護師が来てアラームを止めてくれたが、看護師がカーテンの向こうに出た直後、動いたらまたアラームが鳴ってしまった。「いいですよ」と言われるが、申し訳なくなる。

医師から、入浴して残っている汚れを落とす

ように言われると、ベッドから離れた場所に置かれている着替えも気になってきた。さっきも看護師が来たから、また呼ぶのは申し訳ないと思い、ベッドからそっと降りて靴をつっかけて、荷物のところまで行って、必要なものを取り出して戻った。点滴のアラームは鳴らないですんだ。だいぶ慎重に動く必要を感じ、転んだり、点滴を引っ張ったりせずにすんでよかったと思いながら、ベッドの上に戻った。

夜になると、日中痛みに耐えた疲れもありすぐ眠りについたが、1時くらいにふと目が覚める。カーテンの向こうは少し明るく、日中ほどでないが人が動く気配がする。そちらのほうから「今日は何日か、わかりますか」「ここがどこか、わかりますか」「今、トイレは行けませんよ、ポータブルトイレを用意しますね」と他の患者に言っている声が聞こえる。新しい患者が入ってきたのだな、と思いながら、1時間ほど目を開けていた。

不意にカーテンが開いて看護師が顔を出した。「起きていましたか」と聞かれ、「ちょっと目が開いたので」と返事をすると、戻っていった。再び浅い眠りにつくと、まだ向こうで看護師の声が聞こえる。

「ここがどこか、わかりますか……」。ボヤーっとした意識の中で、ここは〇〇病院だろと思いながら、ここは本当に病院なのか、いったい自分はこれからどうなるのだろう、という考え

も頭をよぎり、わずかな光でぼんやり見える壁や天井も、日中よりさらに無機質に見える。次第に夢か現かわからない気分となってきた。「ああ、これがせん妄になるってことか」と思っていると、眠りに落ちた。

　私は作業療法士として、病院や介護施設で高齢者にかかわっている。その中で、生活環境は活動を維持するだけでなく、転倒・転落の予防や心身の状態にも大きく影響することを意識していた。今回のICUへの入院では、痛みは強かったが、幸いある程度身体を動かすことができ、意識も保たれていたので自身の状況を理解していたが、現在置かれていた状況や今後への不安から、注意しながらも動いてしまった。また、近くにあれば取りやすいと考えていたものが、点滴が入っていることで想像以上に手が届きにくく、顔の横わずか30cmほどのところにあるティッシュペーパーに手が届かないことは非常に歯がゆかった。看護師などに頼りたくても忙しそうだし、何度も頼むのは申し訳ないと思う。だから、自分で何かをしようとして動くことは自然な行動だと感じた。

[追記]　幸いなことに、看護師の対応は穏やかで、同じことを繰り返してもいやな顔ひとつせずに、「いいですよ、何かあったらまた呼んでください」とさえ言ってくれた。もし、その場面で少しでも表情を強張らせたり、「またですか」と言われたらどうだっただろう。ますます自分が情けなくなり、迷惑をかけまいと自分で自分のことをしようとして、危険を招いたのではないか。

　せん妄の直接因子は身体疾患であるが、誘発因子としては痛みや覚醒状態、音・声や光などの影響だけでなく、行動が制限された不自由により生じる様々なストレスも大きいのではないだろうか。

　転倒や点滴チューブ抜去などのトラブルを予防するためには、点滴は動作の影響を受けにくい位置に刺入したり、必要なものをあらかじめ取りやすい位置へ置くなど、患者の行動を予測した早めの対応をとることが必要だと思った。さらに、患者が看護師に気軽に声をかけられるような関係づくりが、身体拘束をしないケアにつながるのではないだろうか。　　　　[阿部邦彦]

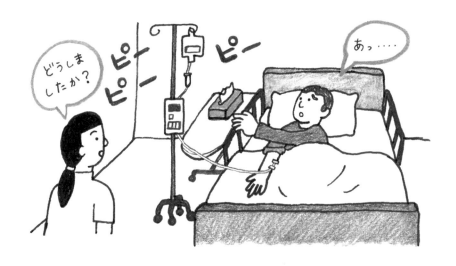

# Part 2

## フローチャートで示す
## 身体拘束をしないための
## 看護のプロセス

Part2のフローチャートをまとめたシートを
以下のURLからダウンロードできます。

http://jnapcdc.com/dem/kousoku02.pdf

ID：dementia
Password：002

# 1

# 入院前から外来で行う
# 身体拘束予防のためのケア

## 入院直後のせん妄発症を
## 予防する

認知症高齢者が入院後まもなくせん妄を発症するという場面は、病棟で働く看護師がよく遭遇するケースだと思います。疾患治療を目的とする急性期病院では、重度のせん妄を発症すると、安全な治療の継続のために身体拘束をせざるを得ない現状があります。急性期病院で身体拘束を減らしていくためには、入院直後のせん妄の発症を減らすことが第一のポイントです。

認知症高齢者のせん妄発症率が高いことはよく知られており、病棟ではできる限り発症させないよう様々な取り組みが行われています。しかし、せん妄予防ケアは、入院してから行えばよいのでしょうか？

認知症高齢者が外来を受診し、緊急入院（予定外の入院）となる場合を想像してみてください。患者は身体的な苦痛や不調を抱えて病院に来院します。しかし、認知症による失認や言語障害があるため、自分の身体の状態を正しく認識し、それを医療スタッフに伝えられているとは限りません。そのような状況の中で、診察や検査のために次々と場所を移動しなければならず、そのつど様々な説明や指示を受けます。採血や造影剤を使用する検査など苦痛を伴う検査があったり、処置や点滴が

行われたりすることもあります。見慣れない環境下でいつもと違う体験を次々と強いられる中、記憶、見当識、言語などに障害をもつ認知症高齢者は、不安や混乱を徐々に蓄積していることが考えられます。

その後、医療スタッフと家族との間で入院治療の話が進められていきますが、本人は蚊帳の外に置かれ、疎外感からさらに不安を増大させている可能性もあります。身体的にも精神的にも疲れきった状態で病室にたどり着いたときには、せん妄発症の一歩手前となっていてもおかしくありません。

外来看護師も病棟看護師もまずこの状況に目を向け、入院直後のせん妄予防ケアは外来から始まるという認識をもつ必要があります。外来での入院決定時、認知症高齢者がどのような状況にあり、どのような思いを抱いているのかに着目して、外来で実践できるせん妄予防ケアを図2-1-1に示しました。このフローチャートでは看護介入のポイントを「身体的苦痛」「不安、ストレス」「病状・治療が理解できない」「環境の変化による混乱」の4つに絞り、実践できることを具体的にまとめています。

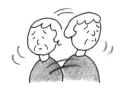

## 外来で実践できるせん妄予防ケア

### ❶言語的に表現できない身体的苦痛・不快症状を的確にアセスメントし、緩和する

認知症高齢者の場合、訴えられない苦痛や不快症状があることを常に念頭に置いて、患者とかかわりましょう。診察や検査を待っている間の患者の表情や言動、家族から聞き取ったふだんの様子との違いなどを手がかりに、表現できていない苦痛や不快症状がない

かどうかをアセスメントします。隠れた苦痛や不快症状があるようならば医師に伝え、緩和の方法を相談します。姿勢や保温、冷却など、どうすれば心地よいのかを本人に聞いたり、反応を見たりすることも大切です。

外来では検査や処置が優先され、苦痛の緩和は後回しになりがちですが、できるだけ速やかに行いましょう。外来にいる間の苦痛や不快をできるだけ軽減し、心地よく過ごしてもらうことが、入院直後のせん妄予防につな

外来で認知症高齢者が置かれた状況と抱く思い

| 身体的苦痛 | ●身体疾患による苦痛、不快を言語的に表現できない |
|---|---|
| 不安、ストレス | ●いつもと違う身体状態や、慣れない治療・検査に対する不安、ストレスを抱えている |
| 病状・治療が理解できない | ●病状治療が本人に説明されない<br>●ストレス状況下で説明されても理解できない(認知症高齢者がわかるような説明ではない) |
| 環境の変化による混乱 | ●外来、検査、病棟など目まぐるしく変わる環境に混乱しやすい |

せん妄ハイリスク状態 → 病棟へ入院 → せん妄

せん妄リスクアセスメント

□70歳以上
□脳器質的障害(脳血管障害、脳感染症、脳腫瘍)
□認知症、認知機能障害、軽度認知障害(MCI)
□アルコール多飲　　　　□せん妄の既往
□ベンゾジアゼピン系薬剤

入院直後のせん妄を予防するために
(せん妄予防は外来から)

| せん妄予防ケアのポイント | 具体的ケア |
|---|---|
| ①言語的に表現できない**身体的苦痛、不快症状**を的確にアセスメントし、緩和する | ●言葉で表現できない苦痛や不快に関しては表情や言動から推察し、医師に報告、相談する<br>●不安や苦痛を引き出し、本人の思いを受け止めながら、本人と共に緩和する方法を考える<br>●症状緩和のために指示された処置、薬剤等の使用を速やかに行う |
| ②いつもと違う身体状態や慣れない治療、検査に対する**不安、ストレス**を緩和する | ●検査や処置の説明は本人にわかりやすい方法で行う<br>●放射線科、検査科などかかわる他部門のスタッフにも患者情報を伝え、安全・安心に検査が受けられるよう配慮を依頼する<br>●検査時間の調整や、処置を短時間ですませるなど、不安な時間をできるだけ短縮する |
| ③病状や検査、治療に関して本人にわかる方法で説明し、**入院治療への理解**を促す | ●入院治療に関する医師と家族との話に本人も参加できるようにし、治療方針とゴールを本人、家族、医師と共有する<br>●落ち着いて説明を聞くことができる環境を整えるとともに、本人の理解力を最大限生かせるよう配慮する(補聴器、メガネの装着)<br>●入院の経緯や治療の必要性について、本人がわかる言葉、方法を用いて補足説明する<br>●本人がわかる言葉を使い、スタッフ間で統一した説明を繰り返す(例:コミュニケーションボードの活用) |
| ④外来での**混乱**を最小限に留める | ●できる限り同じ看護師がかかわることで安心感をもってもらう<br>●待ち時間は家族と静かな場所で過ごせるようにするなど、外来での時間を心地よく過ごせるようにする |

図2-1-1 | 外来で実践できる入院直後のせん妄発症を予防するためのフローチャート

がります。

**2 いつもと違う身体状態や慣れない治療・検査に対する不安、ストレスを緩和する**

検査や処置の説明は、本人がわかる方法で行います。「採血をします」と言っても理解できない場合は、穿刺場所を指して「ここに針を刺して、検査のための血を採ります」と言うなど、その人の理解度に合わせて説明します。

入院前には様々な検査がオーダーされますが、認知症高齢者は続けざまにいろいろな説明をされても、一度に理解できなかったり、忘れてしまったりします。検査の説明はポイントを絞ってそのつど行い、検査やその説明に伴う不安やストレスを緩和しましょう。オーダーされた検査項目と順番を紙に書いて渡し、終わったら1つずつ消していくと不安軽減につながります。また、検査にたずさわる放射線技師や臨床検査技師にも検査を受ける患者に認知症があることを伝え、配慮をしてもらうとともに、検査ができるだけ効率よく短時間で終わるように調整します。

**3 病状や検査、治療に関して本人にわかる方法で説明し、入院治療への理解を促す**

本人不在の入院決定にならないように、医師からの病状や治療方針の説明に認知症高齢者が参加できるような場を設定します。記憶障害がある場合は、説明された内容を忘れてしまうかもしれません。しかし、家族といっしょに医師から話を聞いたという断片的なイメージは記憶される可能性があり、後日、入院治療の必要性を再度説明する際の手がかりとなります。

家族にのみ説明をすると、認知症高齢者は話の中に入れてもらえないという疎外感や、自分の知らないところで何かが起こっているという不安から、入院直後のせん妄発症につ

ながる可能性があります。

入院治療への理解を促すための具体的ケアについては、p.37 の「1. 入院治療の動機づけ」で詳しく述べます。

**4 外来での混乱を最小限に留める**

外来での診察や検査の間、入れ替わりで異なる看護師がかかわるのではなく、病棟への案内までできるだけ同じ看護師がかかわれるように工夫します。同じ看護師が対応することで、認知症高齢者にとっては安心につながりますし、看護師にとっては認知症高齢者の様々な言動から情報を得ることができるという双方にとってのメリットがあります。

人の往来が多く様々な刺激を受ける外来は、認知症高齢者にとって安心して過ごせる場所ではありません。検査や診察を待つ場合は、環境からの刺激を緩和するため少し離れた場所に案内したり、可能であれば静かな別室で待ってもらうなどの配慮をします。

外来での時間を心地よく過ごしてもらうことで、混乱を最小限に留め、入院直後のせん妄発症を予防します。

## 入院後、安心・安全に治療を継続するために

認知症高齢者に行われる入院後の身体拘束を減らすためには、せん妄発症を予防するとともに、安心かつ安全に治療が続けられることが重要です。ポイントとしては、①その人のレベルに応じて治療の必要性を理解してもらうこと、②安心して治療が受けられる療養環境を提供すること、③家族との協力体制をつくること、の3つがあげられます。入院治療のスタート地点である外来でも、この3つのポイントを意識した看護を行う必要があります。

入院後に安心・安全に治療を継続するため

に外来で取り組みたいことを**表2-1-1**にまとめました。

## 1. 入院治療の動機づけ

p.35「外来で実践できるせん妄予防ケア」のところでも触れましたが、認知症高齢者が入院となる場合、入院治療の必要性を本人が理解できるような方法で説明されていないために、納得できないまま病棟に案内されるということがあります。見当識障害のある認知症高齢者は、医療スタッフや病室の様子を見ても自分が入院したということが認識できず、治療を受け入れることができません。それが様々なトラブルや事故を引き起こす原因となり、身体拘束につながりやすくなります。

入院治療の入口である外来において入院への動機づけができているか否かが、安心・安全な治療の継続に大きく影響します。医師からの病状や治療の説明の場には、必ず本人が同席できるように配慮しましょう。入院時に本人、家族、医療スタッフの間で治療の目的とゴールを確認しておくと、入院後に家族やスタッフが繰り返し入院経緯の説明をしなければならない場合にも、一貫した説明ができます。

説明の際には、注意障害があることも考慮して、できるだけ静かで落ち着ける環境を整えるとともに、ふだん補聴器やメガネを使用している場合は必ず装着してもらい、理解を高められるように配慮します。本人の理解の

表2-1-1 | 入院後、安心・安全に治療を継続するために外来で取り組みたいこと

### ①入院治療の動機づけ
- 入院治療に関する医師と家族との話に本人も参加できるようにし、治療方針とゴールを本人、家族、医師と共有する
- 落ち着いて説明を聞くことができる環境を整えるとともに、本人の理解力を最大限生かせるよう配慮する(補聴器、メガネの装着)
- 入院の経緯や治療の必要性について、本人がわかる言葉、方法を用いて補足説明する
- 本人がわかる言葉を使い、スタッフ間で統一した説明を繰り返す(例:コミュニケーションボードの活用)

### ②入院環境を整えるための情報収集
- 外来での様子や家族からの情報により、認知機能障害の種類と程度をアセスメントする
- 本人、家族の認知症に対する認識をアセスメントする
- 本人、家族の医師からの説明の受け止め方や理解度をアセスメントする
- 本人、家族から自宅での生活状況を聞く(特に排泄の方法について)
- 社会的・心理的背景に関する情報を、本人や家族から収集する(職業、趣味、役割、大切にしていることや物、安心につながる話題、不安を招く話題など)
- 自宅での介護状況と介護サービスの導入状況を確認する
- 外来での受診状況を把握する(付き添いの有無、受診忘れの有無、服薬状況等)
- ※以上のような情報を簡単かつ、わかりやすい形で病棟に申し送る(例:認知症高齢者用の情報収集、伝達ツールの作成)

### ③家族への指導と協力依頼
- これまでの家族の介護における苦労をねぎらう
- 入院によって認知症を進行させないためには、安全確実に治療を行い、できるだけ早く元の環境に戻ることが重要であることを説明する
- 安全に短期間で治療を終了するためには、家族と医療スタッフの協力体制が欠かせないことを理解してもらう
- 認知症高齢者は環境変化に適応する力が低下しており、せん妄発症や転倒のリスクが高いことを説明する
- 介護支援専門員(ケアマネジャー)への入院の連絡と、ケアマネジャーからの情報提供を依頼する
- 病室に持ち込める物で本人の安心につながるものがあれば、持参してもらうよう依頼する(家族やペットの写真、使い慣れた時計など)
- 入院日までの間に、家族から本人へ入院治療の必要性を繰り返し説明し、納得して入院してもらうことが安心・安全な治療につながることを説明する(予定入院の場合)
- ※予定入院の場合は、説明や家族への指導に十分時間をとることができる反面、複数の部署のスタッフがかかわる可能性があるため、情報共有に工夫が必要となる

程度に合わせて医師からの説明をわかりやすく補足したり、具体的に身体の部位を指して説明したり、キーワードや絵を紙に書いたりして理解を補います。

また、スタッフの説明内容に一貫性がないと、記憶や言語に障害のある認知症高齢者は理解できず、混乱します。説明のポイントを紙やコミュニケーションボードに書き、そのまま病棟で使用すれば、病棟でも同じ内容の説明を繰り返し行うことができます。

どこまでの理解や納得を得られるかは認知症の種類や程度により様々です。「具合が悪くて入院した」ということのみ理解してもらうのか、「肺炎の治療のために1週間くらい点滴をしなければならない」というところまで理解してもらうのかは判断しなければなりません。そのためには認知症の基本的な知識を身につけた上で、患者の理解力をアセスメントしておく必要があります。

## 2. 入院環境を整えるための情報収集

認知症による記憶障害や見当識障害があると、入院の経緯を忘れていたり、病院にいることを理解できなかったりするため、見慣れない環境の中で混乱してしまうことがあります。このように環境変化への適応力が低下している認知症高齢者には、入院時からできるだけその人に適した環境を準備することが理想ですが、住み慣れた生活環境をそのまま病院で再現することはできません。しかし、「左横に窓があるベッドで寝ていた」「ポータブルトイレをベッドにくっつけて使っていた」「いつも枕元に目覚まし時計を置いていた」などの情報が得られた場合、事前に入院環境を準備しておくことは決して不可能ではないでしょう。その人のライフスタイルに合わせて少しだけ環境を整えることも、認知症高齢者にとっての安心できる空間づくりにつながります。実際に環境を整えるのは病棟の仕事になりますが、そのために必要な情報を集め、入院前に病棟に伝達しておくと、受け入れ準備に反映することができます。

認知症高齢者の入院環境に関しては、このようなハード面の環境だけではなく、どのようなケアや対応が必要になるかといったソフト面での環境が非常に重要です。様々な認知機能障害を抱えているため、一般の高齢者以上に個別性を重視したケアや対応が必要となります。また、自らの言葉で思いや要求を伝えることが苦手なため、病棟看護師がそのニーズに気づくまでに時間を要することもあります。外来でケアや対応に関連する情報を集め、病棟へ伝達できると、入院直後からその人に適したケアや対応を受けることができ、環境の変化に伴う不安や混乱を緩和することができます。

具体的には、以下のような情報を収集するとよいでしょう。

### ■ 認知機能の状態

外来での様子や家族からの情報により、見当識や記憶、言語など認知機能の状態をアセスメントします。自宅で常時見守りが必要だったのか、身の回りのことはできていたのかなど、おおまかな生活状況を聞き取ります。

また、入院の動機づけがどの程度できているかを判断する意味で、医師の説明に対する理解度や、家族や本人が認知症であることを認識しているかどうかも重要な情報になります。

### ■ 排泄に関すること

認知症高齢者が入院すると、排泄の勝手がわからず、混乱して事故につながるというケースがよく見受けられます。認知症高齢者の場合、単にトイレの場所がわからないという

だけでなく、失認、失行により排泄行動がうまくできないことも考えられます。排泄ケアは入院後、すぐに対応が必要となるケアです。自宅や施設ではどのような方法で排泄していたのかをあらかじめ聞いておき、病棟に伝えましょう。

### 🅼社会・心理的な背景

若い頃の職業や趣味、大切にしていることや物など、社会・心理的な背景に関する情報も、入院後のケアを考える際の参考となります。孫が自慢の人であれば、孫の話題を持ち出すことで安心感を得られる可能性があります。逆に、貧困妄想をもった人に金銭にかかわる話をすると、不穏状態を引き起こすケースも考えられます。ふだんの外来通院の様子や家族の話から、安心につながる話題や不安を招く話題についての情報があれば、それも伝達します。

### 🅽自宅での介護状況

介護サービスの利用を含め、自宅でどのように介護を受けていたかを把握できたら、病棟に伝達します。受診忘れがなかったか、服薬がきちんとできていたかなど、外来診療の中で得られた情報も参考となります。

外来での限られたかかわりの中で、これらの情報を網羅するのは難しいでしょう。「認知症をもつ方が、慣れない環境の中で安心・安全に治療を受けるためには何が大切か」という視点をもってかかわると、必要な情報が絞られてくると思います。認知症高齢者においては、認知機能や生活歴、家族歴などの情報が大きな意味をもちます。外来で得た情報を確実に病棟へ伝達し、活用するためには、認知症高齢者用の情報収集・伝達のツールをつくっておくと便利です。

### 3. 家族への指導と協力依頼

入院に際して最初にかかわる部署が外来ですので、家族とのよい関係がスタートできるよう努めましょう。認知症高齢者と生活している家族は様々な苦悩を抱えています。今まで介護してきた家族の苦労をねぎらう姿勢で接します。そして、安全確実に治療を行い、早期に元の生活に戻ることが認知症を進行させない一番の方法であり、本人にとっても家族にとってもメリットが大きいことを伝えます。

認知症高齢者が入院する場合は家族の協力が必要となるケースがありますが、家族にも治療チームの一員だという意識をもってもらえると、入院後の協力依頼もスムーズに進みます。入院した途端、いきなり「協力をお願いします」ということにならないよう、安全に治療を継続するために協力してもらいたい旨を事前に説明しておく必要があります。また、記憶や見当識の障害のため新しい環境への適応が難しく、チューブ類の自己抜去や転倒など事故リスクが高い状況にあることを家族に説明します。説明の時間をとることが難しい場合には、パンフレットを作成しておき、待ち時間を利用して読んでもらうなどの工夫をするとよいでしょう。

介護支援専門員（ケアマネジャー）や施設職員など介護の専門職からの情報も重要です。担当のケアマネジャーへ入院したことを連絡してもらうとともに、入院前の生活情報を提供してもらえるよう家族に依頼します。病室に持ち込める物で本人の安心につながるようなもの（家族やペットの写真、使い慣れた時計など）があれば、持参してもらうように説明します。

予定入院の場合には、できるだけ本人が納得して入院できるよう、入院の目的や日程を

自宅で家族から繰り返し説明してもらうよう
依頼します。

## 身体拘束予防・低減に向けての外来の役割

　入院が決定して病棟へ案内するまでの限られた時間とかかわりの中で、ここまでに述べてきたことすべてを実施するのは難しいかもしれません。また、患者の身体的・精神的・社会的状況や家族の状況により、必要な項目とそうでない項目があるでしょう。いずれにしても、入院直後のせん妄予防ケアは外来から始まっているということを認識し、安心・安全な入院治療の継続のためには外来看護師も役割を担っているということを自覚することが大切です。入院後の身体拘束予防・低減のための一歩を外来から始めていきましょう。

[髙柳容子]

---

Memo　**離床センサーの種類と使用する場合の留意点**

　離床を知らせるセンサーには様々な種類があります（図）。認知症高齢者やせん妄を発症した患者などが起き上ったり、ベッドを離れた際にコールで知らせてくれるセンサーは看護師にとっては便利なものですが、使用の際には注意が必要です。

　センサー使用の目的を看護師間で今一度よく考えてみましょう。センサーは、移動・移乗の介助の必要性や動きたくなる理由をアセスメントするものであって、行動を制止するものではありません。また、使用する際は、本人の了承を得ることが重要です。

[鈴木みずえ]

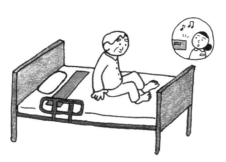
マットレスの下に設置するタイプのセンサー。起き上がると離れた場所にコールで知らせる

図｜離床センサーの種類

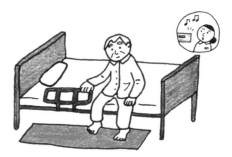
低床で、起き上がり動作がしやすいP字柵が設置されたベッド。マットを踏むと離れた場所にコールで知らせる

（トクソー技研株式会社カタログ「ケアサスVol.18」を参考に作成）

# 外来−病棟で連携して行う
# 認知症高齢者への支援

大阪府にある市立豊中病院は、病床数613床の急性期医療を担う地域の中核病院です。筆者は、平成23（2011）年度に多職種で構成されるせん妄予防対策チームを立ち上げました。現在は認知症ケア・せん妄予防委員会の下部組織として、各病棟、ICU、救急科を含む外来から選抜されたリンクナースとともに、認知症ケアとせん妄予防ケアを行っています。当院の平均在院日数は10〜11日であり、外来通院時から入院、退院支援においての連携が行えるように努力しています。

ここでは、認知症高齢者への支援において、連携が成功した事例について紹介します。

［事例］
Mさん、70歳代前半、男性。胃がんの手術のため、外来にて病状説明がされた。同席した外来所属の緩和ケア認定看護師より、以下のような認知機能低下と思われるような行動があるのでいっしょにかかわってほしいと、老人看護専門看護師・認知症看護認定看護師である筆者に相談があった。

● 次の行き先を図を示しながら説明しても場所がわからず、院内で迷う。
● 内服薬を持参するように説明しても、持ってこない。
● 同じ質問を繰り返し、落ち着かない素振りがある。
● 手術日を間違って覚えている。
● 自分の携帯メールの使い方がわからないようだ。

## 術前の対応

筆者は相談を受けて、外来の待ち時間を利用してMさんに会い、コミュニケーションをはかりました。Mさんは「1人で困らずに生活できている」「（医師から）手術が必要だと言われている。詳しいことはわからない。（医師に）任せたい」と話していました。

また、「薬は飲んでいるよ。食事は適当にコンビニや、外食です」と言っていましたが、術前検査ではHbA1c値が7.6mg/dLと前回より上昇しており、内服忘れなどにより血糖コントロール不良になりつつあることが予測できました。

家族は娘が1人いますが遠方に在住しており、介護は担えない状況でした。Mさんには胃全摘術が予定されており、退院後に食事などの介護が必要になる可能性が高いと考え、術前から地域包括支援センターとの連携をはかりました。

［外来看護の目標］
▪ 手術入院時に、認知機能低下から引き起こされる認知症の行動・心理症状（BPSD）やせん

妄の発症を最小限にする。

- 術後、安心して自宅療養生活が送れるように準備する。

## 地域包括支援センターからの情報提供

地域包括支援センターの職員がMさん宅を訪問した際に得た情報を提供してもらいました。

- 自宅はきれいにしてあり、几帳面な性格がうかがえる。
- 訪問時は穏やかに対応しているが、不安が大きくなると頻回に病院に電話連絡している様子がみられる。
- 内服管理ができておらず、理解力の低下もみられるが、今までに病院でもらった説明書は大切に持っており、繰り返し見ている様子である。
- Mさんの同意を得て、介護保険申請の手続きを行った。

## 入院病棟との連携

病棟看護師は、外来看護師が記載した手術前情報共有用紙により情報（医師からの説明内容と患者の反応、看護介入内容）を共有し、術前・術後の看護ケア初期プランを立てました。
[例]

- 基本的なせん妄予防対策に加えて、外来で道に迷うという情報から、病室・トイレ・洗面などの位置がわかりやすいように明示する。
- 説明は、一度に多くの情報を伝えるのではな

く、一つひとつ書いて伝える。

- Mさんにはせん妄リスク因子があるため、認知症・せん妄予防ケアチームの介入を依頼する。

上記のことを実施した結果、入院という環境の変化により引き起こされる可能性のあったBPSDの出現はみられず、術後の軽いせん妄のみで経過できました。

## 退院後のサポート体制構築

病棟カンファレンスに外来でかかわった緩和ケア認定看護師、認知症看護認定看護師、主治医が参加し、今後のケアの方向性について話し合いました。

入院前から、術後には主に食事摂取についてのサポートが必要であると予測して地域包括支援センターと連携をはかっていたため、術後2日目に病棟看護師から地域包括支援センターに連絡して情報を伝えるとともに、以下のような退院後のサポート体制を整えました。

- 介護度は暫定で要介護1
- 内服確認のため毎日ヘルパーの介入を行う。
- 週1回、訪問看護師が体調管理を行う。
- 上記プランで月1万円程度の自己負担になる。通院はヘルパー介助で行う（交通費往復1,000円程度）。
  →金銭的負担について、本人は「これぐらいなら大丈夫」と言い、安心したようだった。

以上の経過にて、Mさんは術後7日で退院となりました。　　　　　　　　　　[大久保和実]

# 2

# 入院直後から行う
# 身体拘束予防のためのケア

## 入院中のせん妄発症を
## 予防する

　前項で述べたように、認知症高齢者が入院直後にせん妄を発症するケースはよくみられます。せん妄を発症すると、安全な治療の継続のために身体拘束を行っている場合もありますが、本当に必要なのでしょうか？ 身体拘束はせん妄を誘発したり、身体状況を悪化させる原因にもなります。よって病棟では、できるだけせん妄を発症させないような取り組みが必要です。入院直後のせん妄発症を予防するためのフローチャートを**図 2-2-1** に、入院中に安心・安全に治療を継続するために認知症高齢者と家族に行う指導のフローチャートを**表 2-2-1** に示します。

## 身体的苦痛・不快症状の
## アセスメントと緩和

　認知症高齢者が言語的に表現できない身体的苦痛・不快症状を的確にアセスメントして、緩和をはかります。

### 1. 認知症高齢者の思いを受け止めること
### の重要性

　認知症高齢者に限らず、入院した人が不安を抱くのは当然のことです。入院直後に会話する際は、入院に関する一方的な説明からで

はなく、笑顔で本人の気持ちを十分に受け止めて、話を聴くところから始めましょう。医療者は、まず病状や治療内容について理解してもらおうと考えがちですが、会話が説明から入ってしまうと、「この人は自分の都合を押し付けてくるだけで、話を聞いてくれない人だ」と思われてしまうかもしれません。

　認知症高齢者が感情的に医療者を受け入れられない状態では、不安や苦痛を打ち明けてはもらえません。単に相手の話を聞くだけではなく、やさしく穏やかに、その人自身に関心をもって話を聴く姿勢を示しましょう。

　「認知症高齢者は苦痛や症状を表現することができないし、何を言ってもわかってもらえない」と思い込んでいると、本人に直接聞くことを省いてしまいがちです。本人に聞くことは、認知症高齢者の思いを受け止めるケアの基本となります。不安や苦痛を聞き出そうと次々と質問を投げかけると、認知症高齢者は会話の内容を認識しづらくなります。会話が一方的にならないよう、1つの質問ごとに相手の反応を待ちましょう。

### 2. 苦痛・不快症状の緩和方法の検討

　認知症高齢者が身体の状態や環境の状況がよくわからず困っているときは、その不安な気持ちを尊重した声かけと、本人と共に考えていこうとする姿勢が大切です。「つらい気

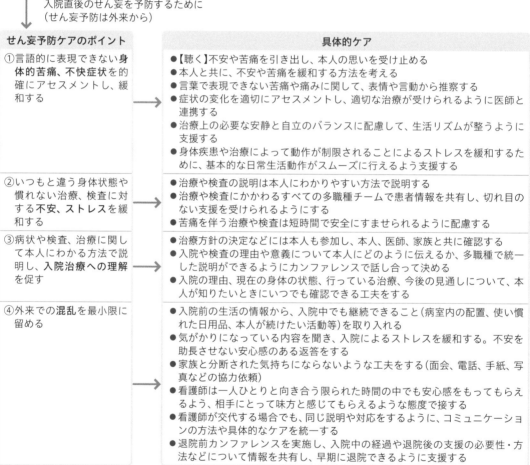

外来で認知症高齢者が置かれた状況と抱く思い

| 身体的苦痛 | ●身体疾患による苦痛、不快を言語的に表現できない |
|---|---|
| 不安、ストレス | ●いつもと違う身体状態や、慣れない治療・検査に対する不安、ストレスを抱えている |
| 病状・治療が理解できない | ●病状・治療が本人に説明されない<br>●ストレス状況下で説明されても理解できない（認知症高齢者がわかるような説明ではない） |
| 環境の変化による混乱 | ●外来、検査、病棟など目まぐるしく変わる環境に混乱しやすい |

→ せん妄ハイリスク状態 → 病棟へ入院 → せん妄

せん妄リスクアセスメント

☐70歳以上
☐脳器質的障害（脳血管障害、脳感染症、脳腫瘍）
☐認知症、認知機能障害、軽度認知障害（MCI）
☐アルコール多飲　　　　☐せん妄の既往
☐ベンゾジアゼピン系薬剤

入院直後のせん妄を予防するために
（せん妄予防は外来から）

| せん妄予防ケアのポイント | 具体的ケア |
|---|---|
| ①言語的に表現できない身体的苦痛、不快症状を的確にアセスメントし、緩和する | ●【聴く】不安や苦痛を引き出し、本人の思いを受け止める<br>●本人と共に、不安や苦痛を緩和する方法を考える<br>●言葉で表現できない苦痛や痛みに関して、表情や言動から推察する<br>●症状の変化を適切にアセスメントし、適切な治療が受けられるように医師と連携する<br>●治療上の必要な安静と自立のバランスに配慮して、生活リズムが整うように支援する<br>●身体疾患や治療によって動作が制限されることによるストレスを緩和するために、基本的な日常生活動作がスムーズに行えるよう支援する |
| ②いつもと違う身体状態や慣れない治療、検査に対する不安、ストレスを緩和する | ●治療や検査の説明は本人にわかりやすい方法で説明する<br>●治療や検査にかかわるすべての多職種チームで患者情報を共有し、切れ目のない支援を受けられるようにする<br>●苦痛を伴う治療や検査は短時間で安全にすませられるように配慮する |
| ③病状や検査、治療に関して本人にわかる方法で説明し、入院治療への理解を促す | ●治療方針の決定などには本人も参加し、本人、医師、家族と共に確認する<br>●入院や検査の理由や意義について本人にどのように伝えるか、多職種で統一した説明ができるようにカンファレンスで話し合って決める<br>●入院の理由、現在の身体の状態、行っている治療、今後の見通しについて、本人が知りたいときにいつでも確認できる工夫をする |
| ④外来での混乱を最小限に留める | ●入院前の生活の情報から、入院中でも継続できること（病室内の配置、使い慣れた日用品、本人が続けたい活動等）を取り入れる<br>●気がかりになっている内容を聞き、入院によるストレスを緩和する。不安を助長させない安心感のある返答をする<br>●家族と分断された気持ちにならないような工夫をする（面会、電話、手紙、写真などの協力依頼）<br>●看護師は一人ひとりと向き合う限られた時間の中でも安心感をもってもらえるよう、相手にとって味方と感じてもらえるような態度で接する<br>●看護師が交代する場合でも、同じ説明や対応をするように、コミュニケーションの方法や具体的なケアを統一する<br>●退院前カンファレンスを実施し、入院中の経過や退院後の支援の必要性・方法などについて情報を共有し、早期に退院できるように支援する |

図2-2-1｜入院直後のせん妄発症を予防するためのフローチャート

持ちをお聴きします」という態度で接して、苦痛や不快症状について語ってもらいましょう。

　認知症の有無にかかわらず、苦痛や不快症状の対処法には人それぞれの価値観があり、薬物治療を望まない人もいれば、早く薬を使って苦痛を取り除いてほしいという人もいます。これまで体調を崩したときにどのように

表2-2-1 | 入院中に安心・安全に治療を継続するために認知症高齢者と家族に行う指導のフローチャート

### ①入院治療の動機づけ

● 入院にかかわる医師と家族との話に本人も参加できるようにし、治療方針とゴールを本人、家族、医師と共に確認する
● 入院の経緯や治療の必要性について、安心できる場所で、本人がわかる言葉、方法を用いて説明する
● 本人がわかる言葉を使い、スタッフ間で統一した説明を繰り返す(例:コミュニケーションボードの活用)

### ②入院環境を整えるための情報収集

● 外来での様子や家族からの情報により、認知機能障害の種類と程度をアセスメントする
● 本人、家族の認知症に対する認識をアセスメントする
● 本人、家族の医師からの説明の受け止め方や理解度、退院後に関する意向(自宅・施設など)をアセスメントする
● 本人、家族から自宅での生活状況を聞く(特に排泄の方法について)
● 社会的・精神的背景に関する患者情報を、本人や家族から収集する(職業、趣味、役割、大切にしていることや物、安心につながる話題、不安を招く話題など)
● 自宅での介護状況と介護サービスの導入状況を確認する
● 外来での受診状況を把握する(付き添いの有無、受診忘れの有無、服薬状況等)
※入院中に得た以上のような情報を簡単かつ、わかりやすい形で多職種で共有する(例:情報共有ツールの作成)

### ③家族への指導と協力依頼

● これまでの家族の介護における苦労をねぎらう
● 入院によって認知症を進行させないためには、安全確実に治療を行い、できるだけ早く元の環境に戻ることが重要であることを説明する
● 安全に短期間で治療を終了するためには、家族と医療スタッフの協力体制が欠かせないことを理解してもらう
● 認知症高齢者は環境変化に適応する力が低下しており、せん妄発症や転倒のリスクが高いことを説明する
● 家族から本人へ治療の必要性を繰り返しわかりやすく説明してもらい、納得して入院生活を送れることが安心・安全な治療につながることを説明する
● 病室に持ち込める物で本人の安心につながるものがあれば、持参してもらうよう依頼する

※入院前に聴取できなかった項目を情報収集して、ケアに活用する。

乗り越えてきたか、自身の体験について聞いてみます。どのような苦痛の緩和方法を望んでいるのかを尋ね、その上で、その治療のメリットとデメリットをわかりやすく説明します。本人の同意なしに医療者が勝手に治療を進めてしまうのではなく、本人が選択できるように情報をきちんと伝えて、本人と話をすることが大切です。

## 3. 言葉で表現できない苦痛・不快症状を推察する

認知症高齢者は自分の体調をうまく言葉で言い表せないことがありますが、苦痛や不快症状がないわけではなく、身体の変化に応じた対処の仕方がわからず、とまどっているとも考えられます。

記憶障害や見当識障害があると、入院に至った経緯や現在自分が置かれている状況がわからなくなってしまいます。主に側頭葉の障害で現れる語義失語は、「○○って、なんですか?」と言う聞き返しが特徴として認められます。言葉は、音声や文法や意味などの要素から成り立ちますが、その中の「意味」だけが徐々に消えていきます。言葉の音は聞こえていてもその意味が理解できなかったり、発話は流暢でも一方的に話し続けるため、会話は成立しません。言語障害が進行し、語彙の数が著しく減っている場合、ある言葉が別の言葉に置き換えられている──例えば、「死にたい」などのネガティブな発言が「痛み」を表していることもあります。本人に正しく伝わる言葉をみつけ、その言葉が本人の中で失われずに維持できるように、発話を促していく努力が必要です。

言語表現だけではなく、眉間にしわを寄せている硬い表情や、キョロキョロと周囲を見

回してそわそわとしている、点滴やチューブ類を頻繁に触るなどの動作も、痛みや苦痛のサインです。ふだんと違う様子がないか、家族に確認してみましょう。「ふだんと比べて活気がない」「ふだんも頑固だが、もっと激しい」など、現在の様子はふだんとどのようなところが違うのかを聞いて記録に残しておくと、せん妄を起こしているかどうかの判断や、苦痛が緩和されたときの指標になります。

## 4.医師との連携

　せん妄の直接因子となる身体症状（脳疾患、全身疾患、感染症、薬物の影響、脱水等）の変化を観察・評価した上で、医師と連携をとりながら必要な検査・治療の相談をします。バイタルサイン等の測定値だけではなく、症状を観察するときにせん妄のアセスメントシートを使うと役立ちます。認知症高齢者に使用する薬剤は必要最小量が基本ですが、せん妄が発症した場合には、新たな病態があるかもしれないということを念頭に置いた、緊密な医療者間のコミュニケーションが必要です。

　注意力や認識力が低下していると、認知症高齢者は多くの情報の中から自分に必要な情報を選ぶことが難しくなります。点滴や酸素療法などの治療の必要性を事前に説明されていても、ストレスの多い治療を許容できなくなることがあります。チューブ類を使用した治療は行動制限が伴うため、必要最小限にすることが可能か、医師とよく話し合います。点滴を行う場合は、看護師の見守りが可能な日中のみの実施でもよいか、夜間に点滴漏れや抜去などで点滴が継続できなくなったときは翌朝から再開するなど実施時間の調整が可能かを、医師と相談しておきます。

## 5. 生活リズムを整える支援

　治療上必要な安静指示が出ている場合、日中は低活動になり、夜間不眠が生じて生活リズムが乱れます。認知症高齢者は記憶障害や見当識障害などにより、情報を適切に収集し、認識し、行動するというプロセスの遂行が難しくなるため、過度な安静と低刺激な環境に置かれると、低活動状態で終日過ごすことになり、意欲が低下してしまいます。

　せん妄を予防するためにも、生活リズムを整える支援が必要です。活動と休息のバランスをみて、可能な範囲で日中の活動量を増やし、夜間の睡眠がとれるように工夫します。また、サーカディアンリズムを整えるため、午前中に太陽光を浴びることができるように配慮します。3食きちんと食事を摂ることも、生活リズムを整えるために重要です。

　日中ずっと何もすることがなく、ただ起こされた状態で過ごすと疲労感が増してしまいます。起きているときには、本人がしたいと思える活動を取り入れ、体調に合わせて休息時間（例えば15時頃までに15〜30分程度の休息）をとるほうが、疲労がたまりすぎずに夕方からも心地よく過ごすことができます。どのようにしたら本人が心地よいか、家族からの意見も取り入れるとよいでしょう。

## 6.動作制限によるストレスの緩和

　身体疾患（心疾患、骨折など）や治療（点滴、尿道留置カテーテルなど）で動作が制限されることは大きなストレスとなります。動作が制限されて生理的欲求が満たされなくなることは、せん妄の誘発因子となります。介助が必要な状態でも認知症高齢者が1人で行動してしまうのは、生理的欲求を満たしたいという切迫した理由であることが多くあります。

　身体疾患や治療によって動作が制限される

表2-2-2 | 動作制限により生理的欲求が満たされないことで生じるストレスを緩和させるための支援

| チューブ類を抜去する場合 | ●なぜ抜去するのか、原因をカンファレンスで検討する<br>●固定の仕方(固定テープの素材や位置)が適切か、確認する<br>●目の前にチューブ類があるのが気になるようであれば、袖やズボンの中に通すなどの工夫をしたり、点滴台を視界に入らない位置に置く<br>●動くときにチューブ類が引っ張られるようであれば、絡まないように、訪室時にこまめに整理する<br>●手の届く範囲にあるものがチューブ類だけだと、つい触ってしまうので、関心を引くものや自由に触ってもよいものを周囲に置いておく<br>●活動を制限するチューブ類の使用は最小限になるように、医師と相談する |
|---|---|
| トイレに行きたいという頻回な訴えがある場合 | ●排泄に関連した情報を確認する:排泄に関連する疾患の有無(過活動性膀胱、前立腺肥大、尿路感染症、糖尿病、便秘症など)、排泄に影響する薬剤使用の有無(利尿薬、頻尿治療薬、下剤)、排泄のスタイル(男性の排尿の場合、立位か座位か)、食事水分摂取量、前回の排尿から間隔があきすぎていないか、など<br>●排泄をデータ化する(時間、回数、尿量、失禁の有無)<br>●頻回な訴えがなくても、排泄欲求を落ち着きのなさで表現していることも多い。まずはトイレに行ってみて、実際に排泄があるか、欲求が満たされたかを確認する<br>●トイレに行きたいと訴える間隔が極端に短い場合は、心因性膀胱に加えて、記憶障害でトイレに行ったことを覚えていないということも考えられる<br>●陰部・皮膚の痛み、かゆみ、不快感を尿意として訴えている場合がある。適切な治療が受けられるよう、医師と連携する<br>●ほかに影響していることがないか、確認する(緊張する状況、下半身の冷えなど) |
| 介助を拒否する場合 | ●いったん介助をやめて、気分を変えて時間をおいてから再度かかわる。もしくは、ケアスタッフを交代する |

ことにより生理的欲求が満たされないことで生じるストレスを緩和するため、**表2-2-2**に示すような支援を行います。

### 7. 失見当識への対応

　認知症の中核症状の1つに「失見当識」があります。見当識とは、自分が置かれた状況を把握できる能力です。認知症高齢者に失見当識だけでなく、記憶力の低下、空間認知の障害、集中力・判断力の低下等が重なると、方向や場所や位置などの見当識が低下し、自分が今いる場所や行くべき方向が不確かになります。

　失見当識があるとトイレへ行くことができず、失禁や失便が起こります。その場合は、トイレの場所をわかりやすく表示したり、そっとトイレへの声かけをするなどの工夫が必要です。ただし、1つのケア方法を誰にでも当てはめるのではなく、本人の認知機能(通常会話で理解できる、短文なら理解できる、覚え

ていることは困難だが即時的な判断ならできる、そのときによって理解力に差が出る、排泄したことを認識していない、など)を確認し、本人の能力にあった対応をするように心がけます。

## 治療・検査に対する不安の緩和

　身体疾患を合併した認知症高齢者が入院した場合、病院という慣れない環境で治療・検査が進められます。認知症高齢者の不安やストレスを緩和するため、以下のことを心がけましょう。

### 1. 説明の方法

　治療・検査の説明は、本人にわかりやすい方法で行います。認知症高齢者が自身の身体状況を把握し、安心して治療・検査を受けられるためには、適切な配慮と支援が不可欠です。ポイントを**表2-2-3**に示します。

表2-2-3｜認知症高齢者に治療・検査の説明を行う
　　　　際のポイント

- 一度に多くのことを伝えるとわかりにくいため、説明に対する反応を一つひとつ見ながら、本人の意思を確認する
- 視覚・聴覚障害がある場合は、メガネや補聴器などを装着してもらい、コミュニケーションをとる。感覚遮断があるとせん妄を助長してしまうため、状況を正しく認識できるように、使える補助具を活用する
- 検査やリハビリテーションの予定などは紙に書いておき、本人が確認できるようにする。文字の大きさや情報の量がその人に合っているか、本人の反応を確認する

## 2. 多職種チームによる支援

多職種チームで患者情報を共有し、切れ目のない支援を受けられるように調整します。治療にかかわる職種は、医師、看護師、薬剤師、管理栄養士、理学療法士、作業療法士、言語聴覚士、入退院支援の相談員など、様々なメンバーで構成されています。臨床検査技師から検査所見を得たり、リハビリテーション中の本人の言動などをリハビリ職から聞くなど、看護職だけではキャッチできない情報を多角的に取り入れて、アセスメントの視点を広げていきます。

入院前にかかわっていた介護支援専門員（ケアマネジャー）や施設サービス担当者から情報を収集したり、入院中の環境調整や退院後の療養環境の調整を行ったり、地域の施設との具体的な情報交換を行うことで、切れ目のない継続的なケアにつながります。

## 3. 苦痛を伴う治療・検査時の配慮

身体的苦痛を伴う治療・検査は、短時間で安全にすませられるように配慮します。処置を行う際はそのつどやさしい言葉で説明し、同意の反応を得てから実施します。

本人にとって苦痛と感じる内服介助のときも同様です。薬の内服を拒まれた場合は、内服の回数を減らせるか、内服しやすい剤型に変更できるか、医師と相談します。

傷の処置は二人一組で担当します。1人は、今、何をしているのかという処置の状況を伝えながら、意識が痛みに集中しないように気をそらせる声かけを行います。その間にもう1人が手早く処置を行います。

処置の後には、協力してもらったことの感謝と労いの言葉をかけるようにします。

## 病状や検査・治療に対するわかりやすい説明による理解の促進

病状や検査・治療について、認知症高齢者にわかる方法で説明し、入院治療への理解を促します。認知症が重度になるほどコミュニケーションがとりにくくなりますが、自分の意思をもっている1人の人であることを忘れないでほしいと思います。

## 1. 意思決定の場への本人の参加

治療方針などの意思決定の際に、「認知症があると何もわからないから、本人の代わりに周囲の人が決める」ということが常態化していないでしょうか。重要な決定の場には、本人にも参加してもらい、治療内容（リスク

表2-2-4｜意思決定の場に認知症高齢者が参加する
　　　　際に配慮すること

- 治療やケアについて説明するときは、本人が使う言葉に合わせて、わかりやすい表現を用いる
- 本人に情報が十分に伝わっていないうちに、何かを強制することがないように気をつける
- 話をする環境は、ざわついていない、集中できる静かな場所を選ぶ
- 視覚・聴覚の低下を補うメガネや補聴器を準備する
- 入院して治療中であることを伝えるために、本人がわかりやすい言葉で紙に書いて、病室のベッドから見える位置に貼っておく
- 本人の混乱を避けるため、他のスタッフや多職種が説明する場合も皆が統一した内容を伝える

とメリット）と具体的な退院日などについて、本人、医師、家族と共に確認します。その際は**表2-2-4**のことに配慮しましょう。

## 2. 情報提供の工夫

現在の状況や今後の予定に関する情報提供は、見当識を保つためにも大切です。入院の理由や現在の身体の状態、行っている治療、今後の見通しについて説明する際は、本人が後で確認できるように、メモを残したり、手帳などに記載しておきます。情報量は本人の理解力に合わせます。

見当識を保つために、1日のスケジュールを本人から見えるところに貼っておいたり、大判のカレンダーを壁に貼って予定を書き込み、経過した日にバツ印をつける、大きな時計や本人の腕時計を家族に持ってきてもらう、などの工夫をします。

認知症高齢者は、自分が知りたい心配ごとを繰り返し質問することがありますが、そのつど応えてくれる人がいれば安心できるでしょう。スタッフが忙しそうにしていると声をかけづらくなってしまうため、ゆとりをもった振る舞いをすることも大切です。話しかけられたときに対応が難しければ、緊急性を判断してから、「この作業が終わったら、○分で戻ってきます」と具体的にその場を離れる理由を伝えます。

相手と対話するときには、正面で相手の視界に入り、相手の目線と同じ高さ、もしくはやや下からアイコンタクトをとります。認知症高齢者は返事をするのに時間がかかることもあるので、急かさないようにします。

ナースコールの使用が難しい認知症高齢者の場合は、どのようにすれば病室から看護師に連絡がとれるかを本人と話し合っておきます。場合によっては、ナースステーションか

ら近い病室に移動させたり、ベッドサイドから動いたときに察知できる離床センサーを用いて、動き出すサインを早くキャッチできるように工夫します。

## 入院による混乱の最小化

入院による混乱を最小限に留めるため、以下の工夫を行います。

### 1. 入院中に継続して行える活動

入院中の認知症高齢者は、日常生活の場所と離れて、多くの場合は孤独で不安を感じています。入院前の生活情報を収集し、入院中でも継続できる活動を取り入れましょう。

ベッドから下りるのは左右どちら側からか、枕元に置いてある時計や使い慣れた日用品はどのようなものか、ふだん行っていて、本人が続けたいと思っている活動はないか、などの情報があると、ヒントになります。

### 2. 家族との協力体制

入院すると馴染みの人間関係から離れざるを得なくなり、不安や気がかりの要因になります。家族が付き添って病院に来たことを覚えていない場合は、周りに知っている人が誰もいない入院環境では不安な気持ちが増長されます。自分がここにいることを家族に伝えていないと思い、「家族が心配するから帰りたい」と切望されることもあります。

まずは本人の訴えをよく聴き、馴染みの人と離れている不安を傾聴しましょう。そして家族と分断されたという気持ちにならないように、**表2-2-5**に示すような工夫をするとよいでしょう。

### 3. かかわるスタッフ

認知症高齢者にとって、物理的な環境だけ

表2-2-5 | 認知症高齢者が家族と分断されたという
気持ちにならないための工夫

| 写真 | ●家族行事や旅先での家族写真、かわいがっているペット等、家族とのつながりを感じる写真を用意してもらう |
|---|---|
| 手紙 | ●「入院治療がスムーズに進むことを家族も願っている」という内容の手紙を家族に書いてもらう。手紙は読み返すことができるので、記憶の補完にも役立つ |
| 電話 | ●不安なとき、家族と電話で少しでも話せると安心できる<br>●事前に電話対応が可能な時間帯を家族に確認しておく<br>●電話をかける手段を確認しておく（病棟で携帯電話が使用可能か、公衆電話があるか、電話をかける際に付き添いの必要があるか、など） |
| カレンダー | ●次の家族の面会予定をカレンダーに書いておくと、家族と会える見通しが立つ手がかりになる |

ではなく、かかわる人も環境の一部であり、回復させる要因にも、悪化させる要因にもなるということを意識しましょう。会話を交わした人が目の前からいなくなり、また違う人に話しかけられたり、かかわるスタッフが入れ替わってしまうことはストレスになります。できる限り同じ看護師がかかわることで安心感をもってもらえるようにします。

しかし病棟看護師はシフト勤務なので、看護師が交代することは避けられません。看護師が交代する場合は、かかわる全員が同じ説明・対応をするように、コミュニケーション方法や具体的なケアを統一します。

また看護師は、患者一人ひとりと向き合う限られた時間の中でも安心感をもってもらえるよう、相手にとって味方と感じてもらえるようなていねいな態度で接するようにします。

## 4. 退院前カンファレンス

退院後の生活を支える家族だけでなく、支援者を含めて退院前カンファレンスを実施します。入院中の経過や退院後の支援の必要性・方法などを情報共有します。退院後の生活に療養上の注意点を加えることで、家族と支援者が準備しておくことができます。本人も退院後に実現させたい生活を具体的にイメージして治療やリハビリテーションに取り組むことで、目標が明確になります。

退院後の介護負担を想定して、必要なサービスを調整をしておくことで、入院している本人にとっても、家族にとっても、安心につながります。

## 事例をもとに対応策を考えてみよう

### 1. ミトン型手袋を装着された認知症高齢者がチューブ類を抜いてしまう

[事例]
Dさん、80歳後半、女性。中等度の血管性認知症。尿路感染症のため点滴治療中。
▶Dさんの心の声：身体が熱く、とてもだるい。何度か白い服を着た人から話しかけられるが、よくわからないのでうなずいていた。気がつくと何か針が刺さっている。怖くなって抜こうとしていると、白い服を着た人から手袋をさせられた。身体がかゆくなっても手が使えず、動くこともできない。

点滴の刺入部は見えないようにベージュのテープで覆われており、袖の中から首の後ろにルートを通して、点滴台はベッドの頭側に置いて視野に入らない配慮がされていました。点滴の不快感はないようでしたが、ミトン型手袋（以下、ミトン）をしていたため何もできず、忙しそうな職員を目で追っていました。

筆者は事情を病棟看護師から聞き、Dさんのミトンを外しました。Dさんは運動性

失語があり、発語はほとんどありませんでしたが、聞いた言葉は理解できていました。優しい笑顔で「身体がだるいですよね」「治すために病院で注射をしています」と肩をタッチしながら繰り返し伝えると、うなずくようになりました。

「いいよ」「だめ」と可否の受け答えができ、提示した趣味活動の中から自分の好みを選択することもできました。塗り絵が好きなようで、花の塗り絵の中から気に入ったバラの絵柄を選びました。色鉛筆を持つと塗り始めましたが、集中力が続かないので、途中で手が止まってしまうこともありました。紙を渡すときっちりと角を合わせて折ることができます。

点滴中に本人の好きな活動をしてもらった

り、作業療法士との連携が可能ならば点滴中は作業療法に参加してもらったりすると、ミトンをしなくても過ごすことができます。

チューブ類の自己抜去の可能性がある場合の対応策を**表 2-2-6** に示します。

## 2. 排泄介助が必要なのに1人で行動する

［事例］

Eさん、80歳代後半、男性。軽度認知症。

▶Eさんの心の声：おしっこの管が取れた。移動するときにはナースコールを押すように伝えられ、そのときそれがなんなのかよくわからなかったが、白い服を着た人が一生懸命何か言うので、つられてうなずいた。トイレに行きたくなって1人で行くと、「だ

表 2-2-6│チューブ類の自己抜去の可能性がある場合の対応策

①点滴に触れたり、チューブ類を自己抜去する理由について、認知症高齢者の思いをアセスメントする
②安心して介助を求められるような人間関係をつくる。できるだけ訪室して話をしたり、スタッフが近くに行ったときは必ず声をかけるなど、不安や孤独感を緩和する支援を行う
③治療やケアに関して、本人にわかりやすくていねいに説明する。きちんとうなずいたり、同意を得るまで説明を繰り返す
　例：説明したことを覚えていなくても、繰り返し本人がよく使う、わかりやすい言葉でやさしく説明する。複雑な言葉が理解しにくい場合は、アイコンタクトをとりながら「これは大事なものです」と挿入部をなでて繰り返し伝える
④チューブ類を使用した治療を最小限にできないか、医師に相談する
　例：飲水や食事が開始されたら、持続点滴が中止できないか検討する
⑤自己抜去の予防策を検討せずに身体拘束を選択しない
　例：自己抜去は担当看護師個人の責任ではなく、チーム全体で対応することや、ミトンを安易に使わないなど、組織としての対応システムをつくる
⑥刺入部が気にならないような工夫をする（包帯を巻く、ベージュの固定テープで目立たないように固定する、皮膚に負担の少ない材質を選ぶ、など）
⑦チューブ類が本人の視界に入らないようにする（袖の中を通す、点滴台を見えない場所に設置する、など）
⑧環境を整える（観察しやすい病室へ移床させる、歩行できる場合は点滴台を持ちながら歩きやすいように工夫する、など）
⑨点滴中に本人が気を紛らわすことのできるものを準備しておく（新聞、読書、テレビ、音楽、塗り絵、編み物、など）
⑩興味のあることを本人から聞き取り、レクリエーションの内容などいくつかの選択肢から選んでもらう
⑪元の生活や興味のあること、習慣について、事前に情報収集しておく
⑫治療に協力してくれたら、労いや感謝の言葉を伝える
　例：点滴を抜去せずに協力してくれた場合は「ありがとうございます」と言う、など
⑬治療がスムーズにできれば身体の具合がよくなること伝えて、できたとき（点滴を自己抜去しなかった、介助が必要なときにナースコールを使用できた、など）にはお互いに喜び合う
　例：「明日までこの注射があるようです」「明日までいっしょにがんばりましょうね！」「来週には退院して、家に帰れます」など、具体的な日数を伝えたり、少しだけ我慢すれば回復して元の生活に戻れることを伝える

表2-2-7｜介助が必要なのに1人で行動する場合の対応策

①1人で行動することを否定せずに、ナースコールを押さない理由や思いを聞く
②安心して介助を求められるような人間関係をつくる。できるだけ訪室して話をしたり、スタッフが近くに行ったときは必ず声をかけるなど、不安や孤独感を緩和する支援を行う
③治療やケアに関して、本人にわかりやすくていねいに説明する。きちんとうなずいたり、同意を得るまで説明を繰り返す
④行動を観察し、尿意・便意や動こうとする行動を察知してトイレに誘導したり、排泄パターンに合わせて定期的に訪室する。「私も行くのでいっしょに行きませんか」など、羞恥心に配慮した声かけをする
⑤安静度とリハビリテーションの進捗状況をカンファレンスで確認する。本人が動いても事故が起こらないように、環境を整える(必要品を手元に置く、立ち上がり補助手すりを設置する、離床センサーを使用する、など)

から言ったでしょう」と白い服を着た人が怒っている。よくよく聞いてみると、「トイレに行くときは、このボタンを押してくださいね」ということらしい。トイレのときに、若い女性に来てもらうなんて、そんな恥ずかしいことはできない。こうなったら、なんとかわからないようにしてトイレに行くしかないな。

E さんは、介助が必要なのに1人で行動することを繰り返し、ベッドの横にずり落ちるなど転倒の危険性が高い状況でした。本人の話を聞くと、若い女性(看護師)にトイレ介助を依頼するのは恥ずかしいなどの理由がわかりました。そこで、できるだけ男性看護師が担当するようにしてEさんの行動を観察し、食後などに尿意・便意を察知してトイレに誘導したり、「私も行くのでいっしょに行きませんか」など羞恥心に配慮した声かけをしたことで介助を受け入れてもらいました。

介助が必要なのに1人で行動する認知症高齢者のふるまいは、看護師から見ると認知症特有の行動・心理症状ととらえられることが多いかもしれません。しかし、人の世話になりたくないという思いは当たり前の心情です。人に迷惑をかけたくない、自分のことは自分でしたいという思いを否定すると、自尊心が傷つけられてしまいます。介助が必要なのに1人で行動するのは、欲求が満たされていない状態のサインや、自分自身でなんとかしようとしている努力ととらえましょう。対応策を表2-2-7に示します。

可能な限り、その人がしたいことができるような環境を整えることが大切です。治療中の安静度を医師に確認して、動いても事故の起きない範囲をアセスメントします。必要に応じて観察しやすい病室へ移床させ、離床したことがわかるセンサーを使用します。「1人で勝手な行動をしている」ととがめずに、まずは本人の要望を聞き入れて、協力を得られた場合は「助かります」「ありがとうございます」と感謝の意を伝えます。

[曽谷真由美、鈴木みずえ]

# 3

# 術後に行う
# 身体拘束予防のためのケア

## 術後せん妄を予防し、身体拘束に至らせないケア

　緊急入院あるいは診療群分類包括評価（DPC）の体制においては、認知症高齢者が入院環境に十分適応する時間をもてないまま手術を受けることがあります。術後にせん妄を発症する頻度は術式により幅はありますが、不要な身体拘束をせずに術後の正常な回復の促進をはかるためにも、せん妄予防へのケアは重要です。

　せん妄は注意障害を伴う精神障害のため、いったん発症すると急激な錯乱や混乱状態となります。例えば、術後に突然起き上がりチューブ類を引っ張る、制止を聞き入れずにベッドの上に立ち上がる、などです。術後の治療や生命維持に必要な呼吸補助機器や酸素吸入、輸液、チューブ、ドレーンなどの事故（自己）抜去などにより術後のケアが困難になったときに、「安全のため」という名目で身体拘束が実施されないためには、せん妄を予防する、あるいは発症しても重症化させないケアが必要です。

　認知症高齢者を「病識がない」「危険を予知できない」と決めつけて対応を行うのでなく、本人に環境に適応する能力や残存機能があることに着目して行う、術後のせん妄発症を予防するためのフローチャートを**図 2-3-1**

に示しました。このフローチャートでは、せん妄の発症を予防し、身体拘束をしないケアのポイントとして「術後の身体的苦痛や不快症状の緩和」「心身の苦痛や疲労に対する不安、ストレスの緩和」「入院治療への理解を促す」「ホメオスタシスの低下に関連した混乱を最小限に留める」の4つをあげ、それぞれ具体例を記載しています。

## 術後に安心・安全に治療を継続するために

　認知機能が低下し脆弱化した心身機能の認知症高齢者は、環境に適応するまでに時間を要します。入院後すぐに手術を受ける場合も多いと思いますが、安心・安全に治療が継続できるよう、本人が主体的に治療やケアに参加できること、できるだけ入院前の生活状況に近くなるよう環境を整え、術後の心身の変化に対応したケアを実践すること、家族にせん妄に関する正しい理解をもってもらうこと、が重要です。

　また、退院後の暮らしについて検討する際には、入院前の生活の継続を視野に入れてケアを組み立てていくことが、結果として身体拘束を選択しないことにつながります。

　術後せん妄予防のために認知症高齢者と家族に行う指導のフローチャートを**表 2-3-1**に示します。

外来で認知症高齢者が置かれた状況と抱く思い

| 身体的苦痛 | ●身体疾患による苦痛、不快を言語的に表現できない |
|---|---|
| 不安、ストレス | ●いつもと違う身体状態や、慣れない治療・検査に対する不安、ストレスを抱えている |
| 病状・治療が理解できない | ●病状・治療が本人に説明されない<br>●ストレス状況下で説明されても理解できない（認知症高齢者がわかるような説明ではない） |
| 環境の変化による混乱 | ●外来、検査、病棟など目まぐるしく変わる環境に混乱しやすい |

→ せん妄ハイリスク状態 → せん妄

せん妄リスクアセスメント
□70歳以上
□脳器質的障害（脳血管障害、脳感染症、脳腫瘍）
□認知症、認知機能障害、軽度認知障害（MCI）
□アルコール多飲　　　　□せん妄の既往
□ベンゾジアゼピン系薬剤

術後のせん妄を予防するために
（せん妄予防は外来からの継続看護）

| せん妄予防ケアのポイント | 具体的ケア |
|---|---|
| ①言語的に表現できない術後の**身体的苦痛、不快症状**を的確にアセスメントし、緩和する | ●治療についてわかりやすく説明する。不安や苦痛を引き出し、本人の思いを受け止めながら、不安や苦痛を緩和する方法を本人と共に考える<br>●言葉で表現できない苦痛や痛みについて、表情や言動から推察し、医師に相談して適切な症状緩和のための治療が受けられるようにする<br>●術後の症状の変化をアセスメントし、適切な治療が受けられるように医師と連携する。また、言葉にできない苦痛や不安を軽減する支援を行う<br>●術後において治療上必要な安静と自立のバランスに配慮し、生活リズムが整うように支援する<br>●術後に排泄動作が制限されることで生じる不安や苦痛などについて、ストレスなくスムーズに排泄ができるように支援する<br>→Point「身体拘束をしないための具体的な方法：①術後、排泄介助が必要なのに1人で行動する認知症高齢者への対応」参照 |
| ②手術に起因するホメオスタシスの著しい低下など、心身の苦痛や疲労に対する**不安、ストレスを緩和する** | ●術後の治療や回復過程（行動の拡大）について、本人にわかりやすい方法で説明する<br>●かかわるすべての多職種チームで患者情報を共有し、苦痛や不安の訴えがなくても、わかりやすい具体的な説明を行ったり、必要な行動を促したりする<br>●術後に挿入された点滴やチューブ類は、できるだけ短時間で安全に苦痛なく抜去する。同時に、不安軽減のための支援を行う<br>→Point「身体拘束をしないための具体的な方法：②点滴・チューブ類の自己抜去防止のために」参照 |
| ③術後の治療や経過について、本人にわかりやすい方法で説明し、**入院治療への理解**を促す | ●治療方針の決定などの際は、本人にも参加してもらい、治療内容と具体的な退院日などを本人、医師、家族と共に確認する<br>●入院の経緯、治療の必要性、ケアについて、本人にわかりやすい言葉（本人が使う言葉）・方法（イラスト、実物、鏡など）を用いて、繰り返し説明する<br>●看護チームだけでなく、多職種で統一した説明を繰り返す（例：コミュニケーションボードの活用） |
| ④手術に起因するホメオスタシスの著しい低下に関連した**混乱**を最小限に留める | ●できる限り同じ看護師がかかわることで安心感をもってもらう。看護師が交代する場合でも、同じ説明や対応をするように、コミュニケーション方法や具体的なケアを統一する<br>●病室の生活環境を整えて、自宅で行っていた生活の活動が病院でも行えるようにしたり、日用品を病院でも使用できるようにすることで、混乱を緩和させる<br>●入院によって引き起こされる生活障害（食事、更衣、移動[例：介助が必要なのに1人でトイレに行こうとする]など）がないかアセスメントし、生活障害を改善する工夫を本人と共に考える<br>●退院前カンファレンスを実施し、入院中の経過や退院後の支援の必要性・方法等について多職種で情報を共有して、早期に退院できるように支援する |

図2-3-1｜術後のせん妄発症を予防するためのフローチャート

**❶術後、排泄介助が必要なのに1人で行動する認知症高齢者への対応**

認知症高齢者は身体的な変化をすぐには受け入れることができないため、術後に歩行ができなくても立ち上がろうとすることがあります。そのときに「寝ていてください」「歩けませんよ」と制止するのではなく、安全を確保しながら、「何かお手伝いしましょうか」とやさしく声をかけることをお勧めます。術後の時期は動作も緩慢な上、苦痛表情を伴うことが少なくありません。そのときを見過ごさず、「かなり痛そうですね」「○○が折れているからですよ」「苦しそうですね」「○○を手術したからです」とさりげなく声をかけ、術後であることを理解してもらうようにします。しぐさや動作から、立ち上がろうとする理由が身体的な苦痛（術後の痛み）なのか、あるいは排泄への欲求なのかを推察します。

術後は、排泄介助を中心に、積極的に入院前の状態に近づけるケアを計画します。毎日全身状態は回復していくため、排泄の自立に向けて、点滴・チューブ類は早期に抜く必要があります。医師の都合によって抜去の時間がずれるようなことがないように、計画的な対応が必要です。

また早期離床を積極的に計画し、洗面所での整容、自力での食事摂取、トイレでの排泄、好みの時間を過ごすなど、ふだんの生活に速やかに戻すことがせん妄防止につながります。理学療法士と共に、トイレでの排泄動作の自立を目標にリハビリテーションを実施することは、認知症高齢者の自尊感情を高め、大きな自信につながります。

同時に、身体的苦痛の緩和をはかります。苦痛をきちんと表現できない認知症高齢者にとって、理解できない身体的な痛みは混乱につながります。看護師は術式や麻酔などに関連した合併症に注意しながら医師や薬剤師と情報交換し、強い痛みが発生しないように安楽を意識したケアを行います。必要時には鎮痛薬を予防的に使用すると、精神的に落ち着いた状態で離床することができます。

**❷点滴・チューブ類の自己抜去防止のために**

術後は回復過程を予測して、点滴・チューブ類の早期抜去を目指します。自己抜去を防ぐためには、以下のような工夫を行います。

● 点滴チューブは本人から見えないように隠しておく。

● 点滴の刺入部を包帯やアームカバーで覆い、その上から「大切な注射です」と書いておく。

● 医師と頻繁に情報交換を行い、身体拘束をしなくてすむ方法を模索する。

● ドレーンはベッドに下げず、引っ張っても抜けない場所に置く。

● 酸素吸入時はカニューレの開口部を口元に置く。

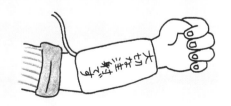

表2-3-1 | 術後せん妄予防のために認知症高齢者と家族に行う指導のフローチャート

**①術後治療の動機づけ**

- 医師から家族への説明の場に本人も参加できるようにし、治療方針とゴールを本人、家族、医師と共に確認する。他の専門職にも同席してもらい、情報を共有する
- 術後の経緯、治療の必要性、回復過程、退院の予定などについて、安心できる場所で、本人にわかりやすい言葉・方法を用いて説明する
- スタッフ間で統一した説明を繰り返し行う(例:コミュニケーションボードの活用)

**②術後の生活環境を整えるための情報収集**

- 術後の様子や家族からの情報により、認知機能障害の種類と程度をアセスメントする
- 本人、家族から自宅での生活状況を聞く(特に排泄の方法について)
- 本人が大切にしていることや物、趣味、話すと気持ちが落ち着く話題、話さないほうがよい話題などについて、家族から情報を得る
- 本人および家族が認知症をどうとらえているのか、今まで、あるいは今後の(自宅、施設などでの)介護の状況を確認する
- 介護サービスの導入状況を確認する
- 医師からの説明の受け止め方や理解度、退院後の生活の場所についての意向(自宅、施設など)を本人と家族に確認する
- 入院前と退院後の外来の受診状況について確認する(付き添いの有無、受診忘れの有無、服薬状況など)
- 通常の情報にプラスして、以上のような術後に得た情報を、簡単かつ、わかりやすい形で多職種で共有する(情報共有ツールの作成)

**③家族への指導と協力依頼**

- これまでの家族の介護における苦労をねぎらう
- 入院によって認知症を進行させないためには、安全確実に治療を行い、できるだけ早く元の環境に戻ることが重要であることを説明する
- 安全に短期間で治療を終了するためには、家族と医療スタッフの協力体制が欠かせないことを理解してもらう
- 認知症高齢者は環境変化に適応する力が低下しており、せん妄発症や転倒のリスクが高いことを説明する

## 1. 術後治療の動機づけ

　術後に説明を受けても、認知症高齢者は麻酔の影響により意識がもうろうとしており、理解することは困難です。また術後は、酸素吸入や点滴チューブ、ドレーン類により思うように身体を動かせなかったり、ホメオスタシス(自律神経、内分泌・免疫システム)の低下や創部の痛みなどのため心身が不安定となり、混乱しやすい状況にあります。安心・安全に術後の病日が過ごせるように、認知症高齢者が麻酔から覚醒した時点で、術後の治療方針やゴールについて説明を行い、治療への動機づけを高めることが、術後の回復過程を左右します。

**■1 説明を行う場所**

- 認知症があると、ちょっとした音が騒音に聞こえて、意識の集中を低下させることがある。説明をする場所は静かな環境を選ぶことが大切である。
- 術後であることを意識し、説明場所までの身体的苦痛の少ない移送方法や手順などをあらかじめ決めておく。
- 病院という見慣れない人たちに囲まれた中での緊張感を和らげるために、身近な家族、あるいは家族に代わる人にそばにいてもらう。
- 安心できる環境は、認知症高齢者にとって常に感じている緊張や不安感を緩和し、精神的なゆとりをもたらし、話を集中して聞くことができる。

**■2 説明する内容、話し方**

- 自分がこれからどのように過ごせばよいかを理解しやすいように、術後の経緯や治療の必要性、治療の経過、退院の予定などを

説明する。

- 必ず本人を中心に置き、家族を含めて治療方針とゴールを説明する場を設ける。その際、治療やケアに介入する専門職も同席するようにすると、情報共有ができる。
- 認知症高齢者は記憶障害や理解力の低下があるため、難しい専門用語で話すのではなく、本人がわかる言葉や方法を用いて説明する。
- 説明の前に医師と相談し、認知症高齢者がわかる言葉を使ったり、一度に早口で説明するのでなく、少しずつ本人の反応を見ながら説明することを心がけてもらう。
- ゆっくりと短い文章を使い、話すスピードに注意する。
- 認知機能の程度や種類によって、説明する内容や量を変える。
  [例] 股関節骨折の手術をした短期記憶障害が顕著なアルツハイマー型認知症中等度の高齢患者の場合、まず医師が、骨の折れた場所をX線写真で示し、模型を使って、どのように治療したかを聴覚や視覚を刺激しながら説明する。その後、看護師がコミュニケーションボードや大きめの用紙（A3判など）に骨折を治療した絵を描いて、情報を補足する。

- 説明の途中で認知症高齢者に「わかりましたか」「聞きたいことはありませんか」と繰り返し尋ねることは、本人や家族が安心できる基本的な対応である。
- 認知症があると、長時間、意識を集中することが難しくなる。カレンダーや予定表に、術後の経過や治療のゴールについて、本人が読める大きさの文字や色を使って記入しておくと、後日いつでも、誰でも、本人といっしょに「今」や「時」を確認できる。このようなケアは記憶障害や見当識障害を補い、安心感につながる。

### 3 その他

- スタッフ間で統一した説明を行い、かかわる全員が同じ内容を繰り返し説明できるようにしておくと、認知症高齢者の記憶が曖昧になり、なぜここにいるのか、どんな治療を受けているのかなどがわからなくなったときに役立つ。
- 説明時には認知症高齢者の目の動きや表情、しぐさ、体動に至るまでよく観察し、理解の程度を確認する。

## 2. 術後の生活環境を整えるための情報収集

　認知症高齢者は脳機能の脆弱化により環境への順応に時間がかかるため、入院による急

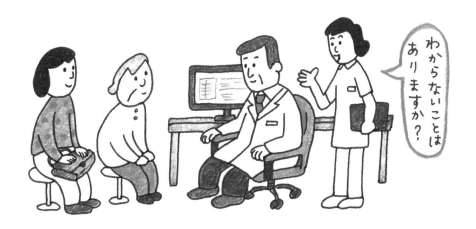

激な生活環境の変化はリロケーションダメージとなります。それに加えて、術後の安静や点滴、酸素吸入などのチューブ類が挿入されていることにより思うように身体を動かすことができなかったり、たとえ動かせても理解しがたい痛みが発生するなどして、混乱しやすい状況にあります。

混乱を緩和するために、認知機能障害の種類と程度をアセスメントして、安心・安全な療養環境を提供するための調整を行います。

### ■1 入院前の生活の様子の把握

入院前の生活の様子を把握することは、認知症高齢者の生活リズムを知る手がかりとなります。術後はホメオスタシスの著しい低下などにより生体リズムが乱れています。術後の安静に伴い、昼夜逆転傾向もみられます。入院前には毎日をどう過ごしていたのか——起床・睡眠時間、食事、排泄、更衣、入浴、社会的活動の参加、趣味、大切なもの、興味や関心の程度、意欲などを含めて生活リズムを把握します。ただし、本人の記憶が過去にずれ込んでいることがあるため、必ず本人のことをよく知っている人から情報を得るようにしましょう。

特に排泄の方法は自尊心に影響するので、自宅・施設での情報を得ておくことは重要です。病院で同じように再現はできなくても、排泄の自立は本人の自己効力感を高めることができます。

### ■2 環境調整

入院前の生活の様子に関する情報を得たら、術後の環境調整に取り入れます。本人が大切にしていることや物、趣味、話すと気持ちが落ち着く話題、話さないほうがよい話題などの情報を得ることは、精神的な安寧につながる対応へのヒントとなります。

術後に落ち着かなかった認知症高齢者が、本人にとって愛着がある物（いつも使っていた毛布や湯呑、家族の写真など）をそばに置いたところ、落ち着いたというケースもあります。

### ■3 退院後の意向の確認

術後に目標をもって治療を受けることができるように、治療の内容や目標を覚えているかを繰り返し確認し、忘れている場合は説明します。同時に、退院後の意向を必ず本人に確認します。退院を見据えたケアを組み立てることにより、身体拘束を選択しないケアを提供します。

入院前の介護状況を確認しながら、治療後に予測できる身体的な変化を具体的に示し、認知症高齢者や家族と共に今後の介護状況を確認して早期介入することで、退院後もより健康で豊かな生活を継続することができます。

家族に迷惑をかけたくないと思っている認知症高齢者もいますし、いらいらしながら介護している自分自身を責めている家族もいます。認知症高齢者や家族が今の状態をどうとらえているのかについて、日々接する中できちんと聞いてみることも大切です。その際は、入院前の介護サービスの導入状況や外来の受診状況（付き添いの有無、受診忘れの有無、服薬状況など）などの情報を看護記録に残し、カンファレンス時に多職種で共有して、効率のよいケアを提案できるようにします。

きちんとした診断名がついていない場合は、術後の様子や家族からの情報により、認知機能障害の程度や内容を推測します。そして、HDS-R（改訂長谷川式簡易知能評価スケール）、MMSE（ミニメンタルステート検査）、CDR（臨床的認知症尺度）といった認知機能評価スケールなどを活用して認知機能障害や生活障害の程度を多職種で共通理解しておくことで、スムーズな連携が可能になります。

## 家族への指導と協力依頼

入院しているからといって、認知症高齢者の家族は決して安心しているわけではないことを、看護師は承知しておく必要があります。大切な家族が入院し、その後、手術という目まぐるしく展開する中で、その家族が健康になることを願い、病気の経過を心配しているのです。また認知症高齢者の家族は、仕事も含めて自分の生活がある社会の一員であることも念頭に置いておきます。

家族に対しては、単に付き添いの労をねぎらうだけでなく、特別な配慮が必要となります。何かを依頼する際には、ただ「協力してください」とお願いするのではなく、認知症高齢者は環境変化に適応する力が低下しており、せん妄発症や転倒のリスクが高いことを説明した上で、そのための予防としての看護ケアを具体的に示し、なぜ家族の協力が必要なのかをわかりやすく説明します。

さらに、医師の病状説明の際に、入院によって認知症を進行させないためには、安全確実に治療を行い、できるだけ早く元の環境に戻ることが重要であることを説明してもらい、その後に看護師が家族からの質問を受ける形で家族の理解を深めていくことが重要です。安全に短期間で治療を受けられ、寝たきりにさせないためには、家族と医療者の協力体制が欠かせないことを理解してもらうことがポイントです。

退院後の暮らしについては、術後から早期に日常生活の自立に向けたケアを計画することにより、介護支援専門員（ケアマネジャー）へ必要なサービスに関する情報提供をしやすくなります。その後の暮らしを見据えて、介護保険申請の手続きについても、かかわるスタッフ全員が家族に説明できるようにしておくことが信頼につながります。

## 身体拘束を必要としない術後ケアの実現に向けて

手術入院には、予定入院と緊急入院があります。いずれの場合であっても、入院する理由や治療経過について認知症高齢者が理解できるよう繰り返し説明し、納得して入院してもらうことで、入院後の混乱を減少することができます。

急性期病院においては、入院してきた認知症高齢者を「術後の一時期だけいる人」としてみるのではなく、その人の暮らしは未来へ向かっていること、つまり退院後の生活の自立を目標にケアを行うという視点をもつことが、身体拘束をしないケアへとつながっていくのです。

［梅原里実］

# 経鼻胃管チューブ挿入患者への
# 身体拘束最小化に向けた取り組み

聖隷三方原病院（以下、当院）B4病棟は、脳神経外科・脳卒中科を診療科とし、入院基本料7：1、病床数42床、看護師29人、平均病床利用率92.1％、平均在院日数20.1日（2019年4〜12月）となっています。

脳血管疾患により嚥下機能の低下をきたした患者に、回復過程における治療の一環として経鼻経管栄養が選択される場合があり、経鼻胃管チューブ（以下、NGチューブ）の自己抜去予防のためにミトン型手袋（以下、ミトン）装着や上肢拘束帯による身体拘束が行われることがありました。

▼ **身体拘束最小化に向けた**
**カンファレンスの実施**

当院では2019年度に、身体拘束（抑制）ガイドライン、説明書、身体拘束判断基準フローチャートが改訂されました。看護部では倫理委員会が中心となり、緊急やむを得ない場合の身体拘束の3要件（切迫性、非代替性、一時性）のアセスメントと記録を適切に行えるよう、看護部運用を整備し、記録テンプレートを作成しました。

2019年12月〜2020年1月にかけて、当病棟では週1回、看護部倫理委員会と共に、身体拘束最小化に向けたカンファレンスを実施しました。その結果、患者の現在の行動を看護師が観察・把握できておらず、「患者がNGチューブに触れていた」＝「自己抜去のリスクが

ある」と判断し、なぜそのような行動をとるのかを患者本人に確認していないことに気づきました。

▼ **事例紹介**

　Nさん、80歳代、女性。認知症、脳血管疾患による高次脳機能障害、短期記憶障害がある。NGチューブを一度自己抜去したため、ミトンを装着していた。

病棟看護師は「Nさんは状況の判断が困難である」と認識していましたが、カンファレンス後にNさんの思いを聴いてみると、「このチューブを抜いたら死んじゃうって聞いている。自分の命は大切だから抜かないよ」との発言がありました。その後、同様の発言を複数名の看護師が確認し、「Nさんは状況を理解できている」とチームで判断しました。

そして、実際にNさんにチューブに触れてもらい、テープ固定の場所や位置、長さをいっしょに確認しました。また、ミトン装着によりNさんはナースコールを押すことができなかったため、ミトンを外し、ナースコールを押す練習を行い、押すことができることを確認しました。

その後、チームで話し合い、翌日Nさんの身体拘束を解除しました。巡視のたびに、Nさんから「大丈夫。触りませんよ」との発言が

ありました。リハビリテーションの時間以外にも、1人でじゃんけんをするなど指のリハビリテーションをするNさんの姿を見かけました。

### ▶ 身体拘束最小化に向けた 取り組みの成果

日々、身体拘束判断基準フローチャートに沿ったカンファレンスと記録を継続したところ、看護師は患者がNGチューブを触る理由や、NGチューブをどのように理解しているのかといった行動の理由・原因を本人に確認するようになりました。「チューブが不快である」「チューブを固定しているテープがかゆい」などの理由が明確になることで、テープの固定方法や種類を積極的に変更するようになりました。

また、患者の「回復の兆しや可能性」を意識することで、「以前に比べて覚醒がよくなったから、経口摂取ができないだろうか」など、医師や言語聴覚士と検討を始めました。

看護記録にも変化がみられました。今までは「身体拘束の実施により、自己抜去を予防できているため、現状の予防策を継続」という身体拘束継続の視点からの記録が多かったのです

が、患者の現在の行動を観察し、「顔に手が行くことがあるが、チューブは触らない」や「チューブを気にする様子はなかったため、ミトンは解除できそう」などと、身体拘束解除につながる記録に変化しました。その結果、2019年4〜11月のミトンの使用件数は月平均77件でしたが、カンファレンス開始後の12月は19件まで減少しました。

＊

これまでは一度NGチューブの自己抜去があると、すぐに予防策として身体拘束を選択していました。今回の取り組みにより、緊急やむを得ない場合の身体拘束の3要件をアセスメントし、患者の思いを聴いて、経口摂取の可能性を探るなどの代替案を実施することで、身体拘束解除につながり、その結果、ミトン使用件数は大幅に減少しました。

一方、NGチューブが挿入困難で、透視下での挿入が必要な患者には、やむを得ず注入中以外にも身体拘束を実施しているケースがあります。今後は代替案を検討することが課題です。

［吉田喜久江］

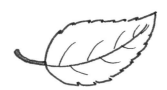

# その人らしさを尊重したケアによる
# 身体拘束解除

聖隷三方原病院 B5 病棟は、呼吸器外科を中心に呼吸器内科を併せ持つ呼吸器センターとしての機能を有しています。入院基本料 7:1、病床数 45 床、看護師 31 人、平均病床利用率 91.5％、平均在院日数 13 日、重症度、医療・看護必要度算定率 40％以上（2019 年 4～11 月）の急性期病棟です。

### ▶ 事例紹介

S さん、80 歳代、男性。アルツハイマー型認知症（要介護 2、HDS-R*¹ 9 点）。妻は他界し、週 5 日のデイサービスや訪問サービスを利用しながら、仕事をもつ長女と 2 人で暮らしていた。

発熱と咳嗽があり、肺炎の診断で入院となった。酸素・抗生物質投与を行ったが、誤嚥による肺炎が疑われ、絶食・補液治療が開始された。

*¹ 改訂長谷川式簡易知能評価スケール。30 点満点で、20 点以下だと認知症である可能性が高い。

入院時より、酸素チューブや心電図モニタなど手に触れる物を外す行動がみられました。また、尿意があっても、ナースコールを使用することができませんでした。

歩行時にふらつきがあるものの 1 人で歩き出そうとするため、チューブ類の自己抜去と転倒予防のため、身体拘束（車いすベルト）と離床センサーの設置が開始されました。

### ▶ 身体拘束解除に向けたケア

各勤務帯で身体拘束解除に向けたアセスメントを行い、認知症ケアチームを含めた多職種でのカンファレンスを繰り返し、ケア内容を検討しました。

### 1. 行動の理由・原因を探る

S さんが歩き出すのは、トイレに行きたいときや長女を探したり、家に帰りたいときでした。S さんに安心してもらえるよう看護師は笑顔を忘れず、S さんの言葉を否定せず、できるだけ S さんの行動に付き合うようにしました。

### 2. チューブ類が見えない・気にならない工夫

S さんは、見える物・手に触れる物を気にしていたので、点滴の挿入部を覆い、チューブ類は見えないところに配置しました。すると、歩行時には医療者が点滴スタンドを持って付き添うことが必要でしたが、S さんがチューブ類を気にして触ることはなくなりました。

### 3. 治療についての話し合い

医師と相談し、持続点滴から日中点滴へ変更し、心電図モニタを早期に取り外しました。また、S さんは嚥下機能低下により内服ができな

いため、抗凝固薬の持続点滴を行っていましたが、自宅退院に向け、皮下注射に変更しました。

### 4. 見守りの強化・工夫

　転倒のリスクはありましたが、リハビリテーションも兼ねてトイレまでの歩行と見守りを継続しました。Sさんが歩き出したら看護師がいっしょに付き添うようにしました。このように、Sさんが安全に過ごせるよう、受け持ち看護師だけでなく、看護課長、リーダー、他の看護師、看護補助者、医師を含め、病棟全員で協力して、見守り・付き添いを続けました。

### 5. 患者の日常生活に応じた環境調整

　Sさんの生活リズムが整い、ご本人のペースで生活できるよう個室を提供しました。日中の活動を促し、定期的なリハビリテーションに加えて、週2回院内で行われているアクティビティケアに参加したり、好きだった浪曲を病棟で聞いたり、塗り絵をして過ごしました。染色の仕事をされていたSさんは、繊細な色使いで塗り絵に集中して取り組んでいました。

　夜間は認知症ケアチームと連携して、十分に睡眠がとれるように薬剤を調整しました。

　これらのケアの提供により、看護師が付き添えないときを除き、身体拘束を解除して過ごすことができました。また、車いすベルトは持続点滴の終了とともに解除することができました。

### ◢ 事例からの学び
### ——その人らしさの尊重

　Sさんに付き添っているうちに、Sさんは手洗い後の洗面台や床の水気を拭き取ったり、カーテンをしっかり閉めたりと、細やかな方であることがわかりました。

　看護師は当初、同じ話や行動を繰り返し、1人で歩き出すSさんの行動を「問題」「危険」と感じて身体拘束を開始しました。しかし、その人らしさがわかってくると、同じ行動でも「問題」「危険」とは感じにくくなっていったように思います。

　Sさんや他の事例から、安全のためにと思って身体的拘束を行うことが、認知症の行動・心理症状（BPSD）やせん妄の助長などを引き起こし、かえって自分たちの負担を増やしている現状にも気づきました。また、提供するケア次第で、認知症高齢者が安心して落ち着いた入院生活を送ることができることを実感しました。

[小山直子]

# 「トイレに連れていって」と頻回に訴えたり、排泄介助が必要なのに自分で動こうとする認知症高齢者の行為の原因を考えてみよう

「トイレに行きたい」「トイレに連れていって」と何度もナースコールを押したり、繰り返し訴えたり、排泄介助が必要なのに自分で動こうとする認知症高齢者がいます。「自分でトイレに行って排泄したい」「自分で動きたい」というニーズは人として当然の訴えですが、認知症高齢者はトイレに行きたい理由や苦痛・痛みを言語的に訴えることができません。そのため、「トイレに行きたい」という頻回の訴えが認知症のためだと勘違いされて、転倒予防対策として向精神薬が処方されることがあります（向精神薬の使用も身体拘束に含まれます）。

頻回な訴えの理由を聞くとともに、認知症高齢者は尿路感染症などを起こしやすいため、排泄障害がないかどうか全身のアセスメントを行う必要があります。

## ▶ 排泄の訴えが多いときの具体的な対応

①認知症高齢者の思いと心身の状況をアセスメントする

頻回の訴えを否定せず、その理由や本人の思いを聞きましょう。全身のフィジカルアセスメントを行い、尿路感染や便秘の有無、内服薬の種類（利尿薬、下剤、抗コリン作用薬など）、排泄パターンなどの情報を集めます。

②安心できる人間関係をつくる

安心して介助を求められる人間関係をつくり

ましょう。できるだけ訪室して話をしたり、近くに行ったときは必ず声をかけるなど、不安や孤独感を緩和する支援を行います。

③治療やケアについて、ていねいに説明する

介助が必要な理由を事前に本人にわかりやすく説明し、きちんとうなずいたり、同意が得られるまで説明を繰り返します。

④具体的な援助を行う

▶ 行動を観察し、尿意・便意を察知してトイレに誘導したり、排泄パターンに合わせて定期的に訪室します。「私も行くのでいっしょに行きませんか」など、本人の羞恥心に配慮した声かけを行いましょう。

▶ 尿路感染などの疑いのある場合は、担当医と相談しましょう。

### さらに考えてみよう

## 1 ナースコールは適切に使用されていますか？

ナースコールは私たち看護職にはお馴染みのものです。臨床現場ではよく「何かあったらナースコールしてください」と言いますし、忙しい看護師にとっては便利な言葉です。しかし、患者にとってはどうでしょうか？「何かあったら」という意味はそれぞれの人で異なりますし、「どういうことが"何かあったら"に当たるのか」わからない人も多いでしょう。

認知症高齢者は実行機能障害があり、ナース

コールについて説明されてもわからない人が多いです。ナースコールを電話だと思っていたり、マイクだと勘違いする人もいます。はじめてナースコールを使用する認知症高齢者には、使用方法をていねいに説明する必要があります。

ナースコールには様々なタイプのものがあります（図1）。認知症高齢者がナースコールを使用することができるか、本人の認知機能や判断力からアセスメントします。認知機能障害が軽度でナースコールが使用可能と判断された場合でも、使用方法についてきちんと理解できるように、わかりやすい言葉で、具体的に説明することが大切です。

ナースコールを押すことで看護師が来てくれて、安心に結び付くと思ってもらえることが重要です。忙しい看護師を呼んではいけないと考え、押すことを遠慮する人もいます。うまくナースコールを押せた認知症高齢者には、「ナースコールを押して知らせてくれてありがとうございます」とお礼を言いましょう。

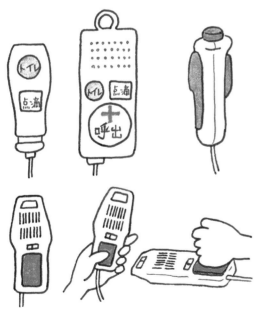

図1｜いろいろなナースコール

LET'S THINK ──認知症高齢者の行為の原因を考えてみよう

[事例]
　Tさん、85歳、女性。軽度血管性認知症。記憶障害（短期記憶障害）、実行機能障害がある。自宅でしりもちをつき、腰椎圧迫骨折のため入院となった。

‥‥‥‥‥‥‥‥‥‥‥‥‥‥‥‥‥‥‥‥

　Tさんには歩行障害があり、排泄介助が必要であるため、日勤帯の担当看護師が、トイレに行くときはナースコールを使って看護師を呼ぶように伝えていた。ナースコールの押し方も説明したが、高音声難聴があるTさんには、担当看護師の声が高めだったので聞き取りづらかったようである。

　夜間、Tさんはトイレに行きたくなり、ナースコールを探したが、視野狭窄のためナースコールの場所がわからず、探すのをあきらめた。そして1人で起き上がって、トイレを探して歩き回り、転倒してしまった。

　認知症高齢者は短期記憶障害があるため、ナースコールの使用方法を説明しても覚えていません。また実行機能障害があるため、道具をどのように使用すればよいかわからないことがあります。Tさんは慣れない病院生活で、トイレの場所がわからないため歩き回り、疲れてバランスを崩して転倒してしまいました。

　高齢者に「ナースコールを押してください」という説明だけをしても、実際には使用できないことが多いようです。入院直後は動揺もしているので、単に「ナースコールを押してください」と伝えるよりも、看護師が患者の排尿時間を予測して訪室し、様子を観察するほうがよいでしょう。図2のように、ナースコールと説明書をいっしょにしておくと、自分で押せる人もいます。また、言葉で伝えるよりも、図3のように視覚に訴えるような工夫をするのも効果的です。

病院看護師の看護体制は、患者にナースコールを押してもらい、それに対応するというシステムになっているところが多いと思います。「認知症高齢者はナースコールをうまく使用できない」ということを看護師が意識して、ナースコールに頼らず、患者個人の状態から考えて、いつ訪室したらよいのかの予測を立てるほうが確実です。食事の後にトイレに行く人もいるので、そわそわしていたり、トイレに行きたいような動作を察知したら、トイレに誘導するようにしましょう。

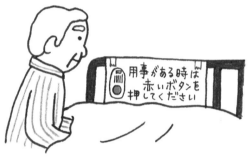

ナースコールを説明書といっしょにして、見える場所に設置する

図2｜ナースコールの設置の工夫

さらに、Tさんのように高音声難聴がある人には、少し低音でゆっくり話をするようにすると、聞き取りやすくなります。

**さらに考えてみよう**

### 2 頻回にナースコールを押す 認知症高齢者にどう対応しますか？

ナースコールを頻回に押す認知症高齢者には、心身の状況をアセスメントします。ナースコールを押せば看護師が来てくれるので、言葉でうまく表現できない苦痛や痛みを「ナースコールを押す」という行為で表現しているのかもしれません。身体疾患などの影響がない場合は、不安や孤独感が原因になっている場合もあります。病院には居場所がない気がして、「家に帰りたい」と訴えている場合もあります。看護師側もナースコールが多い患者をつい避けてしまっているケースもあります。

看護師に対する信頼関係がなく、居心地が悪い、安心できないなどと感じている場合もありますが、近くに行ったときは必ず声をかけるなどして信頼関係を築き、集中できる趣味活動な

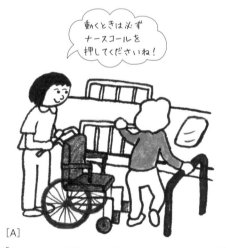

[A]

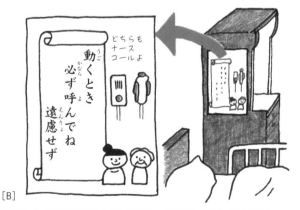

[B]

「ナースコールを押してください」という直球の説明[A]だけでなく、視覚に訴えるような変化球の説明[B]のほうが心に響く

図3｜ナースコールを押してもらうための伝え方の工夫

(国立病院機構東名古屋病院神経内科チーム1010-4[てんとうぼうし]饗庭郁子氏の資料をもとに筆者作成)

どを行ってもらうようにすると、ナースコールの数も軽減するでしょう。

### 頻回にナースコールを押す患者への具体的な対応

①認知症高齢者の思いと心身の状況をアセスメントする

行動を否定しないで、頻回にナースコールを押す理由や本人の思いを聞くことが大切です。また、全身のフィジカルアセスメントを行って、疼痛や苦痛の原因などの情報を集めます。

②安心できる人間関係をつくる

安心して介助を求められる人間関係をつくります。できるだけ訪室して話をしたり、スタッフが近くに行ったときは必ず声をかけるなど、不安や孤独感を緩和する支援を行います。

③治療やケアについて、ていねいに説明する

入院や介助が必要な理由を事前に本人にわかりやすく説明します。きちんとうなずいたり、同意が得られるまで説明を繰り返します。

④具体的な援助を行う

- ナースコールの原因、例えば苦痛や不安に対する支援を行います。
- 病室の近くを通るときは、「体調はいかがですか？」と看護師のほうから話しかけ、認知症高齢者のニーズや行動を予測し、先回りの支援を行います。
- 退院できないか、医師と相談します。

さらに考えてみよう

## 3 離床センサーマットで転倒を予防できていますか？

多くの病院や施設では、離床センサーマットは転倒予防の機器と考えられています。しかし実際、どの程度効果的に使用されているのでしょうか。

離床センサーマットでは転倒を予防できないばかりか、看護師のストレスを増やしたり、認知症高齢者は「監視されている」と考え、不安の原因にもなっています。

センサーが感知してナースコールが鳴ると、看護師がやってきて、「動かないでください」「だめです」などと言われます。認知症高齢者の心の声は、「看護師が来て怒られる」「監視されている」であり、不安やストレスから行動を抑制させています。転倒・転落の危険は回避できるかもしれませんが、マットを踏むと看護師が来ると思い、センサーを避けたことで、転倒してしまったケースもあります。

また、「監視されている」というストレスは、看護師に対する不信感など人間関係に影響します。やむを得ず使用する場合は、本人に「事故予防のためにマットを置いています。踏むとセンサーが鳴って看護師が来ますので、ご安心してください」ときちんと伝え、「このマットを置いてもいいですか」と尋ねて、了解を得る必要があります。

### 離床センサーマットの適切な使用方法

離床センサーマットは、ケア全体を通して、昼間の活動性を高めたり、睡眠時にしっかり休息してもらえるようなケアを徹底していく上で、それでも起こり得る様々な行動に対して、その頻度や時間帯の把握（アセスメント）のために使用しているのです。センサーが感知した際に無条件に患者を押さえ付けるのではなく、患者のニーズを満たすケアにしていく必要があります。

また、ナースコールが頻回になることは、看護師のストレスにもなります。夜勤看護師の人数以上の離床センサーマットが設置されている場合、そのすべてに対応しなければならないとしたら、大きな混乱を招きます。離床センサーマットを設置しさえすれば、転倒予防になるわ

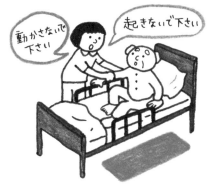

言葉による行動の抑制となる。センサーで監視されていて、マットを踏むと看護師が来ると思い、センサーを避けた結果、転倒するケースもある

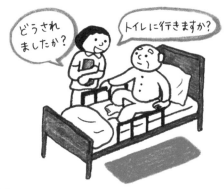

排泄介助につなげたり、排泄スケジュールや生活行動の把握のために使用する

図4│離床センサーマット設置の意義

けではありません。離床センサーマットの設置は最小限とし、使用する場合は患者の自立・自律に向けての支援として用いるべきです（図4）。

　離床センサーマットよりも、そのときの認知症高齢者の表情や行動から次の行動を察知して、先回りの看護を実践するなど、認知症高齢者の個別性や身体疾患、そのときの体調や人間関係などを総合的に臨床判断できるよう看護師を育成したり、活用していったほうが、適切な転倒予防のケアにつながるでしょう。

＊

　ここで再度、考えてみましょう。私たちが防ぎたいのは、転倒そのものなのでしょうか？それとも、転倒による外傷なのでしょうか？

　医療者は転倒による外傷を予防したいのに、転倒そのものを防止しようとしています。二足歩行の人間は転倒を起こします。認知症があり、移動能力が低下したり、ベンゾジアゼピン系睡眠薬などを内服している場合は、副作用のめまいやふらつきでさらに転倒しやすくなります。そして、転倒そのものを起こさないように意識すればするほど、身体拘束を選択してしまうのです。

　認知症高齢者の行動を予測し、先回りして、転倒を予防するようにしましょう。もし転倒したとしても、骨折など重度な外傷を受けないような取り組みを行うことのほうが重要ではないでしょうか。

［鈴木みずえ］

## 認知症の人とのコミュニケーション

　認知症高齢者に簡易認知機能検査を行うと健常高齢者と比べて得点は低いのですが、実は視線や表情、ジェスチャーなどの非言語的なシグナルの理解度はそれほど変わりません（図1）。認知症高齢者とコミュニケーションをとるときは、非言語的な方法を用いるとよいでしょう。笑顔で、アイコンタクトやジェスチャーを用いて話しかけ、相手が理解しているかどうかを確認します。ていねいにゆっくり説明すると、病気で入院していることを理解し、治療に協力してくださるようになります。

　認知症高齢者が同じ言葉や行動を繰り返しているときは、混乱や不安が原因となっていることが少なくありません。顔・声の表情、視線を工夫し、スキンシップやジェスチャーを用いて、「あなたのことを思っていますよ」という気持ちを込めてコミュニケーションをとると、思いが伝わります（図2）。　　　　　　　　　　　　　　　　［鈴木みずえ］

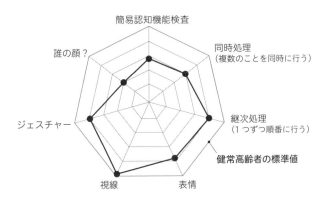

図1｜認知症高齢者の認知機能の特徴

| 顔の表情 | 常に笑顔を忘れずに、相手の表情にも注意を払いましょう | 声の表情 | 声にも表情があります。やさしい口調でゆっくりと話しましょう |
| --- | --- | --- | --- |
|  | |  | |
| 視線 | 視線を合わせて会話をしましょう。相手の視線のほうにも注意しましょう | スキンシップ | 時には手を握ったりしながら体温の温もりを伝え合いましょう |
|  | |  | |
| ジェスチャー | 言葉だけに頼らず、身振り・手振りも交えてお話ししましょう。相手のしぐさにも注意を向けましょう | | |
| 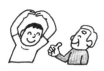 | | | |

図2｜非言語的シグナルを用いたコミュニケーション

（図1・2ともに：認知症介護研究・研修大府センター，国立長寿医療研究センター 編：笑顔で介護を！『にこにこリハ』で心もにっこり！，平成22年度厚生労働省老人保健健康増進等事業，2010より抜粋・改変）

　認知症の行動・心理症状（BPSD）には、その状況を引き起こす原因があります。入院中の認知症高齢者のBPSDは、入院による混乱や不安、ニーズに合わないケア、人間関係などの心理的な不安や孤独感が原因となることがほとんどであり、精神的な安定や穏やかに過ごせるようなケアが重要です。一方的な内服薬の処方は、転倒や誤嚥などを引き起こし、生命予後にも影響を与えます。看護師が認知症高齢者と向き合い、不安の原因に対応するケアを実践する必要がありますが、どうしても解決できない場合は、医師や薬剤師と相談して薬物療法を行います。その場合も、薬は低用量で開始するなど慎重な対応が必要です。

　BPSDに対する薬物療法の進め方（フローチャート）を**図**に示します。　　　［鈴木みずえ］

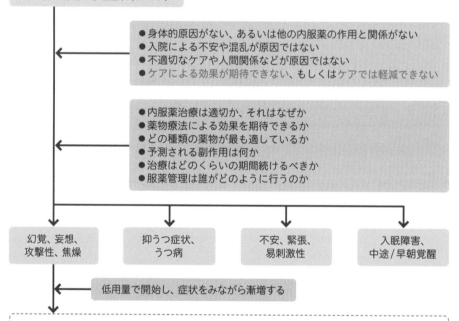

**図｜認知症の行動・心理症状（BPSD）に対する薬物療法の進め方（フローチャート）**

（かかりつけ医のためのBPSDに対応する向精神薬使用ガイドライン（第2版）、平成27年度厚生労働科学研究費補助金（厚生労働科学特別研究事業）より改変.
https://www.mhlw.go.jp/file/06-Seisakujouhou-12300000-Roukenkyoku/0000140619.pdf）

# Part

# 3

## 身体拘束をしない組織に向けてのチャレンジ

# 意識を高める

　病院・施設の看護実践はチームで展開されています。身体拘束の予防を個々の看護師のみの実践で終わらせてしまうと、次の勤務の看護師が身体拘束をしてしまう可能性があります。病院組織全体がシステムとして身体拘束を予防したり、廃止する方針を構築することで、効果的に動くことができます。

　組織全体で身体拘束廃止に向けた取り組みを推進していくためには、組織として取り組むべき課題について整理し、課題の解決に向けて積極的に取り組んでいくことが必要です。日本看護倫理学会の「身体拘束予防ガイドライン」[1)]で示されている指針（表3-1-1）やチェックポイント（表3-1-2）を参考にするとよいでしょう。

　しかし、身体拘束を治療やケアの一環として行っていた組織が、すぐに身体拘束を廃止することは難しいです。そのような組織では、身体拘束を廃止すれば転倒・転落や尿道留置カテーテルの抜去などが増加すると考えているからです。認知症高齢者には、治療やケアなどについて繰り返し説明したり、日常生活のニーズや苦痛・痛みにていねいに対応することが身体拘束の予防・低減につながります。

　けれども、身体拘束の予防・低減への取り組みの成果が現れるのには時間がかかり、周囲の理解が得られないと、主導している看護師自身がバーンアウトしてしまうかもしれません。病院という組織全体で取り組んでいくことで、身体拘束を予防・低減するための変革の具体的な方向性が明らかになります。本章のStep 1 〜 2 は中堅から主任クラスの看護師を、Step 3 は看護師長や看護部長を対象とした取り組みです。本章では、組織的に身体拘束をしないためのチャレンジを3つのステップで紹介します。

　Step 1 では、あなたの周囲の人に、身体拘束に関する「意識を高めてもらう」ことを目指します。誰もが身体拘束を肯定して行って

表3-1-1 | 身体拘束廃止のために、まず、なすべきこと——5つの方針

> 1 トップ（経営者・院長・看護部長）が決断し、施設や病院が一丸となって取り組む
> 2 みんなで議論し、共通の意識を持つ
> 3 まず、身体拘束を必要としない状態の実現を目指す
>   次のような患者の状況を解決することによって、身体拘束を必要としない環境を作る
>   ・スタッフの行為や言葉がけが不適当か、またはその意味が分からない場合
>   ・自分の意思にそぐわないと感じている場合
>   ・不安や孤独を感じている場合
>   ・身体的な不快や苦痛を感じている場合
>   ・身の危険を感じている場合
>   ・何らかの意思表示をしようとしている場合
> 4 事故の起きない環境を整備し、柔軟な応援態勢を確保する
> 5 常に代替的な方法を考え、身体拘束をする場合は極めて限定的にする

（日本看護倫理学会臨床倫理ガイドライン検討委員会 編：身体拘束予防ガイドライン. p.18, 日本看護倫理学会, 2015）

表3-1-2│身体拘束廃止を進めるための18のチェックポイント──あなたの組織でまだできることがありません
か?

| | |
|---|---|
| 1 | 「身体拘束廃止」をトップ(経営者・院長・看護部長)が決意し責任を持って取り組んでいるか |
| 2 | 「縛らない医療と看護」の推進チームを作るなど体制作りをしているか |
| 3 | 各部署の看護師長がプロ意識を持ってチームを引っ張り、具体的な行動をとっているか |
| 4 | 「身体拘束とは何か」が明確になっており職員全員がそれを言えるか |
| 5 | 「なぜ身体拘束がいけないか」の理由を職員全員が言えるか |
| 6 | 身体拘束によるダメージ、非人間性を職員が実感しているか |
| 7 | 個々の拘束に関して、業務上の理由か患者側の必要性かについて検討しているか |
| 8 | 全職員が医療や看護の工夫で身体拘束を招く状況(転びやすさ、おむつはずし等)をなくそうとしているか |
| 9 | 最新の知識と技術を職員が学ぶ機会を設け、積極的に取り入れているか |
| 10 | 患者の不安や訴えなどのサインに気付く観察技術を高めていく取り組みを行っているか(観察による気付きの話し合い、観察記録の工夫) |
| 11 | 各看護師が看護の工夫に取り組み、職種をこえて活発に話し合っているか |
| 12 | 決まった指針や看護ケア内容を看護計画として文書化し、それを目標に全員で取り組んでいるか |
| 13 | 必要な用具(体にあった車椅子、マット等)を取り入れ、個々の患者に活用しているか |
| 14 | 患者と関わる時間を増やすために業務の見直しを常に行っているか |
| 15 | 患者との関わりを行いやすくするために環境の点検と見直しを行っているか |
| 16 | 「インシデント」についての考え方や対応のルールを明確にしているか |
| 17 | 家族に対して「身体拘束廃止」の必要性と可能性を説明した上で、協力関係を築いているか |
| 18 | 身体拘束廃止の成功体験(職員の努力)を評価し、成功事例と課題を明らかにしているか |

(認知症介護研究・研修東京センター 企画製作:DVD「身体拘束ゼロ作戦─やってみることから始まる」, シルバーチャンネル, 2005)

いるわけではありません。身体拘束すること
を先輩から習ってきたり、そのように病棟で
対応しているから意識せずに行っているとい
う人も少なくありません。身体拘束を予防・
低減するためには、まず問題を明確にして、
危機意識をもってもらうことが重要です。

# 1 / 危機意識を高める

## 危機意識を高める

　身体拘束は、本人の意思に反してその人の
行動を制限する行為であり、認知症の人の尊
厳を損なうものです。しかし、急性期病院に
おいては、時には生命にかかわる健康障害の
治療を優先するために、やむを得ず身体拘束
を選択することがあります。その場合は、漫
然と身体拘束をするのではなく、緊急やむを
得ない場合の身体拘束の3要件である「切迫
性」「非代替性」「一時性」を満たしている状況
かについて、まずは十分に検討する必要があ
ります。

　また、検討にあたっては、身体拘束による
弊害についての対策も含めて十分に話し合う
ことが求められます。身体拘束を選択した場
合でも、身体拘束の弊害についてのチェック
リスト(表3-1-3)を用いて、身体的・精神的・
社会的弊害や病院内の弊害がないかを分析し
てみましょう。考えることも危機意識を高め
ることにつながります。

　身体拘束をやむを得ず実施する場合は、解
除基準を明確にして、継続するか否かの評価
を行い、早期解除に向けての対策を共に考え
ていくことが重要です。身体拘束にあたって
の検討・評価を常に行っていくことが、日常
的に身体拘束への危機意識を高めることにつ
ながります。

　以下では、危機意識を高めるためのステッ
プについて紹介します。

表 3-1-3 | 身体拘束の弊害についてのチェックリスト

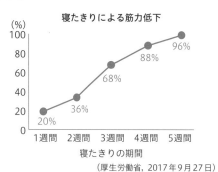

**1 身体的弊害（無動に伴う心身機能の低下）**
☐物理的刺激による皮膚障害、皮膚の潰瘍や感染症
☐誤嚥性肺炎、筋力低下、歩行障害、廃用症候群、関節拘縮などの促進
☐深部静脈血栓塞栓症に起因する急性肺血栓塞栓症よる死亡事故
☐転倒事故の誘発、抑制具による窒息死や事故の発生
☐高齢者は寝たきりにより、5週間で96％筋力が低下する

**寝たきりによる筋力低下**

（%）
100
80
60
40
20

20%　36%　68%　88%　96%

1週間　2週間　3週間　4週間　5週間
寝たきりの期間
（厚生労働省, 2017年9月27日）

**2 精神的弊害**
☐せん妄の発症、認知症の重度化
☐不安や怒り、屈辱感や無力感、生きる意欲の喪失など精神的苦痛

**3 病院内の弊害**
☐看護師など医療職の仕事に対する満足感・モチベーション・プライドの低下
☐家族の混乱や罪悪感

**4 社会的弊害**
☐看護師など医療職への信頼喪失
☐身体拘束による転倒事故などにより発生する医療費損失
☐病院に対する不信感の増大
☐人生の最終段階である老年期への絶望

## 1. 看護師の感性を引き出し、言語化し、問題意識を共有する

あなたはなぜ、身体拘束をしたくないと考えたのでしょうか。身体拘束をした結果、認知症が悪化したり、廃用症候群で身体機能が低下した高齢者を見て、悔しさや虚しさを感じてきたからだと思います。

看護師や組織全体の身体拘束に関する危機意識を高めるために、同僚や上司が同じように抱いている思いや感性を引き出したり、共

有したりすることで、身体拘束を行わないという取り組みが行われています。身体拘束に関する危機意識を共有できる人数が多ければ多いほど、身体拘束予防・低減に関する取り組みを組織で実現できる可能性が高くなります。しかし、その取り組みをしていないからといって、その人を批判してはいけません。

## 2. 情報・データを集める

**1 身体拘束件数の見える化**

所属病棟の身体拘束に関する件数をグラフ化して、身体拘束件数が変化しているか、確認してみましょう（図3-1-1）。

**2 身体拘束を受けた認知症高齢者のADLの低下や退院後の住居の変化の調査**

身体拘束を受けた認知症高齢者はどのような経過をたどり、回復しているのか、追跡調査を行うとよいでしょう。身体拘束によりADLが低下し、要介護に至る高齢者も多いと思います。

自宅から入院した人でも、退院後は介護保険施設に入所せざるを得ない場合もあります。認知症高齢者の入院時と退院時のADLの変化や、入院前と入院後の住居（自宅、介護保険施設など）を比較してみると、身体拘束による影響が明らかになります。

**3 看護師の身体拘束に対する思いについての実態調査**

看護師自身が身体拘束についてどのように思っているのかアンケート調査を行い、現場の実態や看護師の生の声を集めることも重要です。**表3-1-4**に示したアンケート調査の項目例を参考に、現場の意識をまず確認してみましょう。

## 3. 分析して問題を明確化する

日本看護協会では2012年度から「労働と

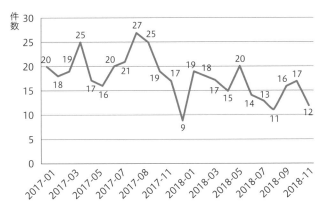

件数

| | |
|---|---|
| 30 | |
| 25 | 25 27 25 |
| 20 | 20 19 20 21 19 17 19 18 18 20 16 17 |
| 15 | 18 17 16 17 15 14 13 12 |
| 10 | 9 11 |
| 5 | |
| 0 | |

2017-01　2017-03　2017-05　2017-07　2017-08　2017-11　2018-01　2018-03　2018-05　2018-07　2018-09　2018-11

身体拘束件数は2017年以降、増減はあるが徐々に減ってきており、9件にまで減少している月もある。その理由を考えてみよう

図 3-1-1｜A病棟における身体拘束件数の変化

表 3-1-4｜アンケート調査の項目例

①身体拘束はどのような理由で行いますか？
②身体拘束の判断は、多職種で検討していますか？
③身体拘束を行う場合、倫理委員会などで検討していますか？
④身体拘束の必要性を判断する3要件について、知っていますか？
⑤身体拘束の継続期間について、長期化していると感じたことはありますか？
⑥身体拘束に関して家族への配慮はしていますか？
⑦拘束期間中の認知症高齢者の思いについて、気にかけたことがありますか？
⑧不必要な身体拘束をしていると感じたことはありますか？
⑨身体拘束の代替策について検討していますか？
⑩身体拘束を解除した後、心身機能低下などの変化を感じたことはありますか？
⑪身体拘束を実施する際に、あなたはどのような思いを抱きますか？
⑫身体拘束を解除する際、迷いはありますか？それはどのような迷いですか？
⑬身体拘束を解除する際、誰かに相談していますか？それは誰ですか？
⑭身体拘束の代替策で効果的だと思うものを記載してください。

看護の質向上のためのデータベース（DiNQL：ディンクル）事業」に取り組んでいます。DiNQLは、看護職が健康で安心して働き続けられる環境整備と看護の質向上を目指し、看護実践をデータ化して看護管理者のマネジメントを支援し、看護実践の強化をはかることを目標の1つにあげています。これを活用して、自施設内の身体拘束の頻度が、他の施設と比べてどの程度の位置づけにあるかを把握することができます。

認知症高齢者の日常生活自立度判定基準を表 3-1-5 に示します。身体拘束が行われる頻度が高いのはランクⅢ以上で、日常生活に支障をきたすような症状・行動や意思疎通の困難さが時々みられ、介護を必要とする状態の高齢者です。ランクⅢ以上の認知症高齢者で、認知症ケア加算 1 と 2（2016 年設置時の区分）の算定病棟および算定なしの病棟における身体拘束の実施状況を示した DiNQL データが表 3-1-6 です。ランクⅢ以上の患者の入院患者実人数に対する割合（中央値）では、認知症ケア加算 2 の算定病棟が 5.3％で、加算 1 の算定病棟や算定なしの病棟と比べると多くなっています。

身体拘束患者割合と専門性の高い看護師配置の有無の対比を表 3-1-7 に示します。専門看護師・認定看護師の配置の有無で比較してみると、身体拘束述べ日数割合（中央値）では、配置ありの病棟では 4.7％であり、配置なしの病棟の 5.0％に比べて低く、専門看護師・認定看護師が認知症高齢者の身体拘束を予防・低減することに貢献していることがわかります。

表 3-1-5 | 認知症高齢者の日常生活自立度判定基準

| ランク | 判定基準 | 見られる症状・行動の例 |
|---|---|---|
| I | 何らかの認知症を有するが、日常生活は家庭内及び社会的にほぼ自立している | |
| II | 日常生活に支障を来すような症状・行動や意思疎通の困難さが多少見られても、誰かが注意していれば自立できる | |
| II a | 家庭外で上記 II の状態が見られる | たびたび道に迷うとか、買い物や事務、金銭管理などそれまでできたことにミスが目立つ等 |
| II b | 家庭内でも上記 II の状態が見られる | 服薬管理ができない、電話の応対や訪問者との対応などひとりで留守番ができない等 |
| III | 日常生活に支障を来すような症状・行動や意思疎通の困難さが見られ、介護を必要とする | |
| III a | 日中を中心として上記 III の状態が見られる | 着替え、食事、排便・排尿が上手にできない・時間がかかる、やたらに物を口に入れる、物を拾い集める、徘徊、失禁、大声・奇声を上げる、火の不始末、不潔行為、性的異常行為等 |
| III b | 夜間を中心として上記 III の状態が見られる | ランク III a に同じ |
| IV | 日常生活に支障を来すような症状・行動や意思疎通の困難さが頻繁に見られ、常に介護を必要とする | ランク III に同じ |
| M | 著しい精神症状や周辺症状あるいは重篤な身体疾患が見られ、専門医療を必要とする | せん妄、妄想、興奮、自傷・他害等の精神症状や精神症状に起因する問題行動が継続する状態等 |

(「認知症高齢者の日常生活自立度判定基準」の活用について, 平成18年4月3日老発第0403003号, 厚生省老人保健福祉局長通知)

表 3-1-6 | 「認知症高齢者の日常生活自立度判定基準」ランク III 以上の患者における身体拘束の実施状況

| | 「認知症高齢者の日常生活自立度判定基準」がランク III 以上の患者数(人) | | | 「認知症高齢者の日常生活自立度判定基準」がランク III 以上の患者割合(%) | | |
|---|---|---|---|---|---|---|
| | 算定あり | | 算定なし | 算定あり | | 算定なし |
| | 加算1 (472病棟) | 加算2 (401病棟) | ランク III 以上患者1人以上 (194病棟) | 加算1 (472病棟) | 加算2 (401病棟) | ランク III 以上患者1人以上 (194病棟) |
| 75%タイル | 11.0 | 15.0 | 8.0 | 8.8 | 11.6 | 6.5 |
| 50%タイル (中央値) | 5.0 | 7.0 | 4.5 | 4.0 | 5.3 | 3.3 |
| 25%タイル | 2.0 | 3.0 | 2.0 | 1.6 | 1.9 | 1.6 |

算定式: $\dfrac{\text{「認知症高齢者の日常生活自立度判定基準」がランク III 以上の患者}}{\text{入院患者実人数(※年齢や介護保険の適用状況による限定はなし)}} \times 100$

(岩澤由子, 長谷川陽一:DiNQLデータから見る, 認知症ケア加算と人員配置・身体拘束, 看護, 71(3):71, 2019)

## 4. 情報を共有し、危機意識を高める

### 1 身体拘束ゼロ化に向けた取り組みの実態調査と自施設との比較

全日本病院協会が行った身体拘束ゼロ化に向けた取り組みの実態調査[2]によると、介護療養型医療施設を含む介護保険適用の施設等では、医療保険適用病床に比べて、施設・病棟単位で身体拘束をしないための取り組みを積極的に行う組織体制をとっていることが多いようです。一般病院で身体拘束ゼロ化に向けて取り組んでいる施設は全体の1/4の25%程度ですが、病棟単位や個々の担当者の取り組みを含めると約半分が取り組んでいるという結果が示されています(図 3-1-2)。

表3-1-7｜身体拘束患者割合と専門性の高い看護師配置の有無の関係

身体拘束患者割合（%）

| | 算定あり | | | | 算定なし |
|---|---|---|---|---|---|
| | 加算1 | 加算2 | | | ランクⅢ以上患者1人以上 |
| | | | CNS・CNの配置あり | CNS・CNの配置なし | |
| | 436病棟 | 379病棟 | 132病棟 | 247病棟 | 179病棟 |
| 75%タイル | 8.7 | 9.9 | 8.0 | 11.4 | 8.8 |
| 50%タイル（中央値） | 4.2 | 5.2 | 4.9 | 5.5 | 4.5 |
| 25%タイル | 1.2 | 2.0 | 1.8 | 2.1 | 1.5 |

身体拘束延べ日数割合（%）

| | 算定あり | | | | 算定なし |
|---|---|---|---|---|---|
| | 加算1 | 加算2 | | | ランクⅢ以上患者1人以上 |
| | | | CNS・CNの配置あり | CNS・CNの配置なし | |
| | 436病棟 | 379病棟 | 132病棟 | 247病棟 | 179病棟 |
| 75%タイル | 8.9 | 10.5 | 9.7 | 11.4 | 9.1 |
| 50%タイル（中央値） | 3.9 | 4.9 | 4.7 | 5.0 | 3.5 |
| 25%タイル | 1.0 | 1.8 | 1.3 | 2.0 | 1.0 |

CNS：専門看護師、CN：認定看護師

算定式：
$$\frac{\text{病棟で身体的拘束を実施した患者数}}{\text{病棟の入院患者実人数}} \times 100 \qquad \frac{\text{病棟で身体的拘束を実施した延べ日数}}{\text{病棟の在院患者延べ日数}} \times 100$$

（岩澤由子, 長谷川陽一：DiNQLデータから見る, 認知症ケア加算と人員配置・身体拘束, 看護, 71（3）：72, 2019）

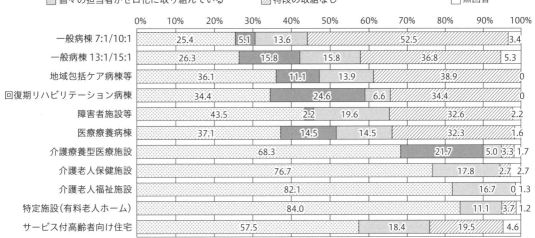

図3-1-2｜身体拘束ゼロ化に向けた取り組みの単位

（全日本病院協会：身体拘束ゼロの実践に伴う課題に関する調査研究事業報告書, 平成28（2016）年3月. https://www.ajha.or.jp/voice/pdf/other/160408_2.pdf）

今後ますます身体拘束ゼロ化に向けた取り組みは拡大していくでしょう。これらの状況も踏まえて、自分の施設は今どの立ち位置にいるのかについて、ディスカッションしてみましょう。

**2 身体拘束に関する資料を用いたディスカッション**

入院している認知症高齢者の家族から医療者の対応についての生の意見を収集できない場合は、家族の思いなどに関する報告資料（表

表3-1-8｜医療者の対応について認知症高齢者の家族が困惑したこと

| 不十分な技術 | ●経鼻栄養チューブを挿入する際、何度も失敗していた<br>●薬の間違い。食前・食後の表示が間違っていたことがあった<br>●本人が落ち着きがない状態で、注射を断られた。看護師は怖くて注射できなかったのだと思う |
|---|---|
| 認知症の人に目を行き届かせていない/相手をしない | ●見舞いに行った際、トイレで転倒しているのを発見した<br>●点滴がたびたび抜けている<br>●顔も拭いてくれず、目やにで目が開かない状態だった<br>●口腔内に食物残渣があってもそのままで、口の中で腐って発酵していた<br>●完全看護なのに食事の介助もなされていなかった<br>●排泄などのため本人がブザーで連絡しても、来てくれない |
| 医療者に都合のよいケアになっている | ●ナースコールがよく切れている<br>●汗をびっしょりとかいているにもかかわらず、着替えは1日1回だけと看護師に着替えを断られた<br>●トイレに行きたいと伝えても、失禁しているのでトイレに連れていけないと言われた<br>●医療者側の"責任"ということを強調し、自由に外出ができなかった |
| 身体拘束された | ●動き回るという理由で車いすに乗せられ、身体を紐で縛られた<br>●ベッドに拘束された<br>●鍵つきのつなぎ服を着せられ、おむつを外さないため鍵つきの手袋を買わされた |

(諏訪さゆり, 酒井郁子：認知症高齢者が適切な医療を受けるためのシステム. 吉本照子ほか 編著：地域高齢者のための看護システムマネジメント, p.101–120, 医歯薬出版, 2009より改変)

3-1-8）をもとにディスカッションを行うとよいでしょう。身体拘束に関する危機意識を高めることができると思います。

ディスカッションに使用する資料は、報告書だけでなく、雑誌や書籍（表3-1-9）なども有用です。2017年の朝日新聞に掲載された記事を表3-1-10に紹介しました。これらを輪読したり、勉強会などを行うことで、身体拘束予防・低減の必要性を理解することができます。

**３ 認知症高齢者の意思が尊重されているかについての多側面からの検討**

**①認知症の人の日常生活・社会生活における意思決定支援ガイドライン**

「認知症の人の日常生活・社会生活における意思決定支援ガイドライン」（表3-1-11）は、一見すると意思決定が困難と思われる認知症の人でも、本人が意思決定を行い、尊厳をもって暮らしていくことの重要性について記されています。

自施設では認知症高齢者の意思が尊重されているかどうか、生活、治療、看護の側面からディスカッションしてみましょう。

**◆ディスカッションのポイント**

▪病棟での認知症高齢者の生活の中で、ご本人はどれだけ尊重されていますか？ 尊重されていないとすれば、なぜでしょうか？

▪病棟で認知症高齢者が治療を受ける中で、ご本人はどれだけ尊重されていますか？ 尊重されていないとすれば、なぜでしょうか？

▪病棟で認知症高齢者がケアを受ける中で、ご本人はどれだけ尊重されていますか？ 尊重されていないとすれば、なぜでしょうか？

**②認知症施策推進大綱**

認知症は家族や身近な人など誰もがなり得るものであり、多くの人にとって身近なものです。「認知症施策推進大綱」では、2025年までに認知症の発症を遅らせ、認知症になっても希望をもって日常生活を過ごせる社会を目指し、認知症の人や家族の視点を重視しながら、「共生」と「予防」を車の両輪として施策を推進していくことをうたっています。地

表 3-1-9 | 認知症や身体拘束廃止に関する書籍・雑誌・報告書等

| 認知症の語り―本人と家族による200のエピソード<br>認定NPO法人 健康と病いの語りディペックス・ジャパン 編<br>日本看護協会出版会、2016 | ●認知症の本人と家族の声を集めた認定NPO法人 健康と病いの語りディペックス・ジャパンのウェブサイト「認知症本人と家族介護者の語り」（https://www.dipex-j.org/dementia/）の書籍版<br>●本人や家族の生の声から、「病気」としての認知症ではなく、病いとともに生きる「経験」としての認知症について深く知ることができる<br>●現代社会の中には「認知症だけにはなりたくない」「認知症になったらもう終わりだ」と考える人が多いのが現実だが、本当にそうなのだろうか、と問いかけ、認知症本人と介護家族の語りを通して、認知症は決して絶望ではなく、認知症でも立派に生きていけるということを学ぶことができる |
|---|---|
| 医療従事者向け意思決定支援ガイド<br>JST/RISTEX「コミュニティで創る新しい高齢社会のデザイン」研究開発領域「認知症高齢者の医療選択をサポートするシステムの開発」 | ●認知症の人に医療行為を行う際に知っておきたいことを解説した医療従事者向けのガイド冊子<br>●「在宅支援チーム向け医療選択支援ガイド」「認知症の人と家族のための医療の受け方ガイド」もある<br>●以下のURLより閲覧、ダウンロード可能<br>https://researchmap.jp/multidatabases/multidatabase_contents/detail/231990/591ea2be0ae83a14810cd1b93dd4b9d2?frame_id=497783 |
| 急性期病院で実現した身体抑制のない看護―金沢大学附属病院で続く挑戦<br>小藤幹恵 編<br>日本看護協会出版会、2018 | ●高度急性期病院では難しいとされてきた身体抑制の減少に挑戦し、ゼロ化を達成した金沢大学附属病院の取り組みと成果を紹介<br>●高齢者に限定せず、超急性期病院で治療を受ける患者の身体抑制廃止に向けた各科の取り組みを倫理的アプローチから紹介している |
| こうすればできる！身体拘束ゼロ<br>雑誌「エキスパートナース」、2018年11月号 | ●地域に密着した身近な存在として、豊かな心と感性をもち、パーソン・センタード・ケアに基づいた質の高い看護・介護を提供している大誠会 内田病院における身体拘束ゼロの取り組みを紹介 |
| 特集 松沢病院が身体拘束最小化を実現した25の方法<br>雑誌「精神看護」、2019年5月号 | ●精神科病院である松沢病院の身体拘束最小化を実現した取り組みを紹介<br>●医療安全、治療方針、さらに職員の壁、一人ひとりの中にある心の壁に着目して、身体拘束最小化に取り組んだ成果が記されている |

表 3-1-10 | 医療・福祉の現場における身体拘束の実情

●父が熱中症で倒れ、原因不明の寝たきりになったとき、どうしても自分でトイレを済ませたかった父は1人でしびんを使おうとして失敗し、何度もベッドを汚したため、拘束服を着せる同意を求められた。拒否をしていいとは思えず同意してしまったが、1日も早く連れて帰りたかった（検査を続けるため退院できなかった）（神奈川県 40歳代 女性）
●最近、父が療養型施設に入所し、母から電話で（近況を）聞きました。時々暴れて点滴を受けない場合に、その間だけ（拘束を）行う、と。点滴できないと衰弱するし、点滴をするための医療行為の一環、と言われると仕方ない面もあり、大変悩ましいです。基準や行う理由が明確で、家族も納得していることが重要だと思います。（千葉県 50歳代 女性）
●父が骨折で入院したとき、夜中にたんがからむとのことで看護師さんを何度も呼んだそうです。次の日、手足を縛られ、ティッシュにも看護師さんを呼ぶベルにも手が届かず、たんを出すことも寝返りすることもできず、次の日の朝、父は仕方なく口からたんやつばを流し、耳まで濡れていました。枕を汚したと言って看護師さんに怒られていました。そんなことがもとで誤嚥性肺炎になり、命を落としました。人権も何もあったものじゃない。つらい思いをして命を落とした父を思うと、涙が止まりません」（愛知県 50代 女性）

（高橋健次郎, 三輪さち子：身体拘束―医療・福祉の現場の実情は？, 朝日新聞デジタル, 2017年11月19日.
https://www.asahi.com/articles/ASKCM2JHHKCMUBQU007.html）

域だけではなく、病院においても認知症高齢者の「共生」と「予防」の視点で看護実践を展開する必要があります。

認知症施策推進大綱の中の「医療・ケア・介護サービス・介護者への支援」の基本的考え方と、医療・介護の手法の普及・開発の方法を表3-1-11に示します。これをもとに、自施設では認知症高齢者の意思が尊重されているかどうか、生活、治療、看護の側面からディスカッションしてみましょう。

表3-1-11 | 認知症の人の特性を踏まえた意思決定支援の基本原則：本人の意思の尊重

- ●意思決定支援者は、認知症の人が、一見すると意思決定が困難と思われる場合であっても、意思決定しながら尊厳をもって暮らしていくことの重要性について認識することが必要である
- ●本人への支援は、本人の意思の尊重、つまり、自己決定の尊重に基づき行う。したがって、自己決定に必要な情報を、認知症の人が有する認知能力に応じて、理解できるように説明しなければならない
- ●意思決定支援は、本人の意思（意向・選好あるいは好み）の内容を支援者の視点で評価し、支援すべきだと判断した場合にだけ支援するのではなく、まずは、本人の表明した意思・選好、あるいは、その確認が難しい場合には推定意思・選好を確認し、それを尊重することから始まる
- ●認知症の人は、言語による意思表示が上手くできないことが多く想定されることから、意思決定支援者は、認知症の人の身振り手振り、表情の変化も意思表示として読み取る努力を最大限に行うことが求められる
- ●本人の示した意思は、それが他者を害する場合や、本人にとって見過ごすことのできない重大な影響が生ずる場合でない限り、尊重される

(厚生労働省：認知症の人の日常生活・社会生活における意思決定支援ガイドライン, 2018)

表3-1-12 | 医療・ケア・介護サービス・介護者への支援（認知症施策推進大綱）

| 基本的考え方 | ●認知症医療・介護等に携わる者は、認知症の人を個性、想い、人生の歴史等を持つ主体として尊重し、できる限り各々の意思や価値観に共感し、できないことではなく、できることやできる可能性のあることに目を向けて、本人が有する力を最大限に活かしながら、地域社会の中で本人のなじみの暮らし方やなじみの関係が継続できるよう、伴走者として支援していくことが重要である<br>●このような本人主体の医療・介護の原則は、その提供に携わるすべての者が、認知症の人が置かれた環境の下で、認知症の類型や進行段階を十分理解し、容態の変化に応じた全ての期間を通じて共有すべき基本理念であることを改めて徹底し、医療・介護等の質の向上を図っていく |
|---|---|
| 医療・介護の<br>手法の普及・<br>開発 | ●人生の最終段階にあっても本人の尊厳が尊重された医療・介護等が提供されることが重要である。特に認知症等により意思決定に困難を抱える場合には、例えば療養する場所や延命処置等について、将来選択を行わなければならなくなる場面が来ることを念頭に、そのあり方について検討する<br>●多職種協働により、あらかじめ本人の意思決定の支援を行う等の取組を推進する。このため、本人の特性に応じた意思決定支援を行うために策定した「認知症の人の日常生活・社会生活における意思決定支援ガイドライン」を医療・介護従事者への研修において活用する |

(認知症施策推進大綱, 認知症施策推進関係閣僚会議, p.10, 17, 2019年6月18日)

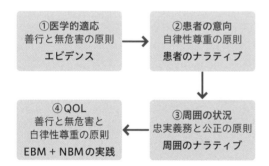

図3-1-3 | Jonsenらの臨床倫理4分割法
（Jonsen, A.R. et al. : Clinical Ethics ; A Practical Approach to Ethical Decisions in Clinical Medicine, 5th ed., McGraw-Hill, 2002 より改変）

◆ディスカッションのポイント
▪高齢者の認知症予防という視点で、病棟ではどのような取り組みがなされていますか？
▪高齢者の認知症の早期発見や早期治療に関

して、病棟では何か取り組みがなされていますか？
▪認知症高齢者の再入院の予防や認知症の重度化予防などについて、病棟では何か取り組みがなされていますか？
▪上記の3点を踏まえて、身体拘束はそれぞれどのような影響を与えていますか？

## 認知症高齢者のケアに関する倫理的アプローチ

Jonsen らが開発した「臨床倫理4分割法」（図3-1-3）を用いて、「医学的適応」「患者の意向」「周囲の状況」「QOL」という4つの視点から認知症高齢者の症例検討を行ってみましょう。

[事例]

Gさん、80歳代、女性。アルツハイマー型認知症（HDS-R*1 18点、FAST*2 4）

①医学的適応

● 誤嚥性肺炎のため入院した。

● 発熱があり、SpO$_2$は84で、酸素療法を開始した。

● 発熱や呼吸状態が落ち着き、水分摂取ができるまで、抗生物質投与と栄養・水分などの点滴治療が必要である。

②患者の意向

● 発語は少ない。

● 酸素マスクや点滴を抜去しようとする。

③周囲の状況

● 家族から「高齢なので本人ができるだけ苦痛がない治療を受けさせたい」との意向がある。

④QOL

● 誤嚥性肺炎による発熱や呼吸状態は点滴治療を受けることで改善し、元の自立度まで回復する可能性は高い。

● 入院時、混乱のためか、酸素マスクや点

滴チューブを抜去しようとしたが、治療に必要なものであることを繰り返し伝えると理解できることも多かった。

---

*1 改訂長谷川式簡易知能評価スケール。30点満点で、20点以下だと認知症である可能性が高い。

*2 アルツハイマー型認知症高齢者に対する観察式の重症度評価法。7段階で評価を行う。FAST 4は中等度の評価。

Gさんに関する多職種カンファレンスを行い、倫理的アプローチから検討した結果、家族や本人の意向もあり、ミトン型手袋の使用を中止しました。また、多職種を含むスタッフ全員のコミュニケーションの方法を統一し、必要なことは繰り返し説明するようにしたところ、本人は入院や治療について少しずつ理解できるようになり、やがて点滴チューブの自己抜去をしなくなりました。

＊

このような倫理的な検討を行うことで、多職種間で共通意識をもって身体拘束を予防・低減する取り組みを実践できます。

## 2 / 同じ意識をもつ人たちと連携する

### 認知症ケアに対する意識の統一：パーソン・センタード・ケアの導入

認知症ケアについての意識を統一していくためにそれぞれの病院がすでに取り入れている考え方や方法を、身体拘束をしない看護につなげることができると思います。高齢者総合的機能評価（CGA）[3]、臨床倫理コンサルティングチーム[4]、ユマニチュード[5]などを活用し、認知症の人を1人の人と認識してアプローチしていくことで、多職種の連携が

可能になります。

ここでは、従来の認知症高齢者に出現する症状にのみ対処する「対応型ケア（業務中心のケア）」から、認知症高齢者へのケアの質を重視した「尊厳を支えるケア」へと転換するパーソン・センタード・ケアの理念を用いた例を紹介します。たとえ認知症であっても1人の人として認められ、尊重されるべきであるというのがパーソン・センタード・ケアの理念であり、認知症ケアの考え方の主流になっています。

認知症高齢者に寄り添い、向き合い、日常生活活動などを共に行っていく中で、その人のもつ能力を最大限に活用できるようにすることや、社会の一員としてその存在をその人自身が実感できるように支援することで、その人の尊厳が最大限に保たれ、認知症の症状が改善していきます。

## 1. 認知機能は低下しても感情や自尊心は残る

認知症になると、認知機能が低下し、今まで自分でコントロールできていたことがうまくできなくなります。しかし感情面での低下は少なく、むしろ感情は今までと同様か、以前よりも感覚がより鋭く強くなるといわれています。よって、本人が嫌がるようなケアをしようとすると、突然怒り出したり、抵抗したりすることがあります。これは、本人が自分に残された機能を最大限に活用して、意思を行動で表現しているのです。

また、認知症の人は失敗したことを隠そうとして取り繕うなどの行動をすることがありますが、これは残された自尊心を守ろうとするための一種の防衛機制です。「1人の人として認められていたい」「社会の一員として存在していたい」という思いを強くもっているからこそその行動なのです。

たとえ認知症が進行したとしても、本人には残っている感情や自尊心があるということを理解し、本人の体験している世界を大切にしながら、その人の残存能力に合わせてかかわること、そして本人の行動や表情などから言葉にできないニーズに目を向け、1人の大切な人としてかかわっていくことが重要です。

## 2. パーソン・センタード・ケアの理念

パーソン・センタード・ケアは、認知症を

もつ人が、「その人を取り巻く人々や社会とのかかわりを続けることができるように、また人として受け入れられ、尊重されていると実感できるように、共に行っていくケア」[6]です。その目的は、「パーソンフッド」の維持向上をすることです。パーソンフッドとは、「1人の人として、周囲の人や社会とのかかわりをもち、受け入れられ、尊重され、それを実感している、その人のありさまを示す。人として、相手の気持ちを大事にし、尊重しあうこと。互いに思いやり、寄り添い、信頼しあう、相互関係を含む概念である」[7]と定義づけられています。

パーソン・センタード・ケアでは、認知症高齢者が自分で満たすことができなくなったニーズに着目しています。認知症高齢者に対して常に関心をもち、「なぜそのような行動をとるのだろうか」と、その人の行動や言動をいつも気にかける、あるいはその人のことを深く思って大切にする、そんな人と人とのつながりを大切にする気持ちが、このニーズに中心にある「愛」なのです（p.15 **図 1-3-4** 参照）。このような患者 – 看護師役割を超えた人と人の深いかかわりをもった援助が、認知症高齢者の看護の基盤になります。

## 3. 磐田市立総合病院での実践紹介

静岡県の磐田市立総合病院では、認知症看護認定看護師の鈴木智子氏が中心となり、パーソン・センタード・ケアを看護部の認知症ケアの理念として取り入れています。院内スタッフやリンクナースの研修にパーソン・センタード・ケアを導入したところ、認知症高齢者へのケア実践の際にスタッフが認知症高齢者の視点でかかわるようになりました。その結果、認知症高齢者が混乱したり、せん妄や認知症の行動・心理症状（BPSD）が悪化し

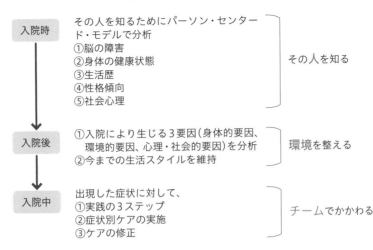

| 入院時 | その人を知るためにパーソン・センタード・モデルで分析<br>①脳の障害<br>②身体の健康状態<br>③生活歴<br>④性格傾向<br>⑤社会心理 | その人を知る |
| --- | --- | --- |
| 入院後 | ①入院により生じる3要因(身体的要因、環境的要因、心理・社会的要因)を分析<br>②今までの生活スタイルを維持 | 環境を整える |
| 入院中 | 出現した症状に対して、<br>①実践の3ステップ<br>②症状別ケアの実施<br>③ケアの修正 | チームでかかわる |

図 3-1-4 | 認知症ケアの流れ

（磐田市立総合病院 認知症看護認定看護師 鈴木智子氏作成）

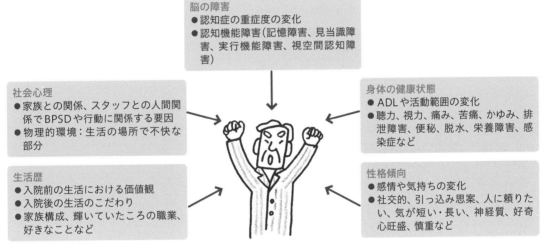

**脳の障害**
- 認知症の重症度の変化
- 認知機能障害(記憶障害、見当識障害、実行機能障害、視空間認知障害)

**社会心理**
- 家族との関係、スタッフとの人間関係でBPSDや行動に関係する要因
- 物理的環境：生活の場所で不快な部分

**身体の健康状態**
- ADLや活動範囲の変化
- 聴力、視力、痛み、苦痛、かゆみ、排泄障害、便秘、脱水、栄養障害、感染症など

**生活歴**
- 入院前の生活における価値観
- 入院後の生活のこだわり
- 家族構成、輝いていたころの職業、好きなことなど

**性格傾向**
- 感情や気持ちの変化
- 社交的、引っ込み思案、人に頼りたい、気が短い・長い、神経質、好奇心旺盛、慎重など

図 3-1-5 | パーソン・センタード・モデル(認知症高齢者の心理や行動に影響する5つの要因)

たりすることが少なくなり、さらにケアの質が向上してきたことが実感として報告されています。

磐田市立総合病院で行っている認知症ケアの流れを**図 3-1-4** に示します。

- 入院時：その人を知るために、パーソン・センタード・モデルで分析する。
- 入院後：入院により生じる3要因（①身体的要因、②環境的要因、③心理・社会的要因）を分析する。特に病院の環境を整える。
- 入院中に出現した症状に対して：
  [Step 1] 思いを「聴く」：認知症の人の声（思い）に耳を傾け、話をよく聴く。
  [Step 2] 情報を「集める」：パーソン・センタード・モデルの5つの要素（**図 3-1-5**）を知り、できるだけその人の全体像を把握する。

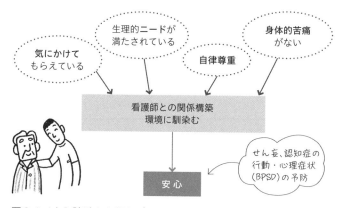

図3-1-6｜入院時から行うパーソン・センタード・ケア

（磐田市立総合病院 認知症看護認定看護師 鈴木智子氏作成）

[Step 3]ニーズを「みつける」：満たされていない心理的ニーズを考え、ケアを立案していく。その際は症状別ケアを実施しながら、認知症高齢者の思いや原因を探り、ケアを修正していく。これらのケアを実践していくことで認知症高齢者は看護師と関係を構築し、環境に馴染んでいく（図3-1-6）。

## 勉強会・研修会の開催

認知症ケア加算の研修などを受けた看護師やリンクナースが集まり、勉強会・研修会の開催を計画します。特に急性期病院では認知症に対する理解が十分でないので、全スタッフに認知症について理解してもらうために、師長会・副師長会や各部署で勉強会・研修会を行うとよいでしょう。

勉強会・研修会の真の目的は、よりよい認知症ケアを実践することで認知症高齢者のもてる力を引き出すことです。

## パーソン・センタード・ケアの理念を基盤とした事例ディスカッション

病棟で身体拘束を受けた認知症高齢者の入院後の経過や退院後の様子について、事例検討を行います。以下の事例について考えてみましょう。

Bさん、85歳、女性。軽度アルツハイマー型認知症（中等度）、要介護2。

夫が70歳代で亡くなり、自宅で一人暮らしをしていた。もの忘れはあったが、自分のことは自分で行い、生活を続けていた。遠方に住む娘が1か月に一度自宅を訪れ、掃除をしたり、買い物をしたりしてサポートをしていた。しかしあるとき自宅で転倒し、大腿骨頸部を骨折したため老人保健施設に入所となった。先日、誤嚥性肺炎を起こし、急性期病院に救急搬送された。

入院後、Bさんは点滴を抜去しようとしたため、ミトン型手袋による身体拘束をされた。1週間装着後、ミトン型手袋を外したところ、手首に紫斑が出現していた。その後、発語がまったくなくなり、認知症が重度化した。

身体疾患の治療が終了し、元の老人保健施設に戻ったが、ケアの拒否がみられ、介護が困難であった。1年後にようやく介護者のケアを受け入れるようになった。

この事例のBさんのように、身体疾患の

治療が終了し、疾患から回復しても、身体拘束はその後の生活において心身に様々な影響を及ぼします。**表3-1-3**（p.74）の「身体拘束の弊害についてのチェックリスト」に当てはめて検討してみましょう。どのような「身体的弊害（無動に伴う心身機能の低下）」「精神的弊害」「病院内の弊害」「社会的弊害」があるかを考えることで、身体拘束を安易に実施することにより様々な危険性があることが明らかになり、単に治療や安全管理だけの目的で身体拘束をしてはいけないことがわかってくると思います。

身体拘束に関する認知症高齢者と家族の生の声や、退院後のADLや生活の変化について、病棟カンファレンス、事例検討会、病院全体の報告会、ケア会議等で検討し、看護スタッフの思いを共有します。検討の際は、パーソン・センタード・ケアの理念を基盤に置くと、認知症高齢者の視点からのアプローチができ、問題解決につながるかもしれません。

ポイントは、所属施設の看護管理者、看護部長・病棟師長と連携することです。看護部長・病棟師長は病院や病棟のビジョンを作成し、指導する重要な位置づけにあります。管理職との良好な人間関係・信頼関係は、身体拘束を予防する上で重要です。身体拘束を予防するためには、複数の人が危機意識をもっていることが必要であり、特に看護部長・病棟師長はキーパーソンになります。

## 身体拘束予防・低減の ロールモデルになる

看護実践の中で、あなたが身体拘束予防・低減のロールモデルになりましょう。同僚と共にあなたが身体拘束予防・低減のための実践を率先して行い、成功することで、自己効力感を高めることができます。ロールモデルとなる人が実践している具体的な場面を見ることで、他の人は身体拘束の実施に対する危機意識を高めることができます。

病棟での事例検討会だけではなく、院内全体で事例発表会を定期的に開催し、それぞれのケアスタッフが次のロールモデルとなっていく仕組みづくりができると、さらによいでしょう。

［鈴木みずえ、狩野英美］

引用文献

1）日本看護倫理学会臨床倫理ガイドライン検討委員会 編：身体拘束予防ガイドライン，p.18–19，日本看護倫理学会，2015.

2）全日本病院協会：身体拘束ゼロの実践に伴う課題に関する調査研究事業報告書，平成28（2016）年3月．https://www.ajha.or.jp/voice/pdf/other/160408_2.pdf

3）松尾良美：身体拘束をしない急性期病棟における認知症高齢者への多職種協働による包括的実践，老年看護学，24（1）：5–11，2019.

4）小藤幹恵：高度急性期医療の場での抑制しない看護へのチャレンジ，看護，70（2）：70–75，2018.

5）小藤幹恵：高度急性期医療の場での抑制しない看護へのチャレンジ．https://www.hosp.med.osaka-u.ac.jp/home/hp-cqm/ingai/seminar/pdf/2018/009_kofuji.pdf

6）水野 裕 監訳：DCM（認知症ケアマッピング）第80版（日本語訳第4版），認知症介護研究・研修大府センター，2011.

7）日本認知症ケア学会 編：認知症ケア標準テキスト 認知症ケアの基本，p.66，ワールドプランニング，2007.

参考文献

1）鈴木みずえ：看護実践能力習熟段階に沿った 急性期病院でのステップアップ認知症看護，日本看護協会出版会，2016.

2）鈴木みずえ 監修：認知症の看護・介護に役立つ よくわかるパーソン・センタード・ケア，池田書店，2017.

3）鈴木みずえ 監修：認知症の人の気持ちがよくわかる聞き方・話し方，池田書店，2017.

4）鈴木みずえ，酒井郁子：パーソン・センタード・ケアでひらく認知症看護の扉，南江堂，2018.

# 同じ意識をもつ同僚や上司など
# 連携できる仲間づくり

　認知症の人の療養生活の質を最大限に高めるために、「その人の身体拘束をされない権利」を重要視する組織風土を根づかせていきたいものです。加えて、入院している認知症の人の安全を担保しつつ、安心して治療やケアが円滑に経過するよう環境を整える必要もあります。

　医療現場で身体拘束が行われる理由は、「生命を維持するために挿入されている管やドレーンが抜かれる可能性がある場合」「1人で歩くと転ぶ可能性がある場合」「自傷・他傷を起こす可能性がある場合」など様々な理由がありますが、その目的は「患者さんの安全のため」です。安全を担保しながら身体拘束をしない環境をつくることは、1人の努力でできることではなく、看護師をはじめとした多職種で取り組む組織づくりが重要になります。

　身体拘束をしない組織に向けてチャレンジするとき、同じ意識をもつ仲間をつくることが重要になってきます。仲間づくりにはふだんからの人間関係を大切にすることが欠かせません。「廊下ですれ違ったときに挨拶をしない人」「自分がかかわっていない仕事には無関心で協力をしない人」から、その人が「何かの問題解決をしたいときにだけ頼られた」としても、心から協力しようと思う人は少ないでしょう。一方、ふだんから「笑顔で話しかけてくれる人」「他者の訴えに向き合って真剣に話を聞く人」から相談された場合は、たいていの人が力になりたいと思うのではないでしょうか。

　ふだんからよい人間関係を築いていれば、解決困難と思われがちな問題もいっしょに検討し、実践することにつながるでしょう。そして、なんらかの理由で身体拘束されている認知症の人に対して、ほかの方法で安全を守る対応を検討し、実践する中で、チームでかかわった結果うまくいったという成功体験を重ねていくと、同じ意識をもつ仲間が増えていくのではないでしょうか。

　特に看護管理者にとって、医療安全の視点から「身体拘束をしなかったから事故が起きた」という事態は避けたいものです。そのために、身体拘束による多くの弊害と、起こしてはいけない医療事故とのバランスをどう考えていくのかをチームで話し合います。

　身体拘束をしない組織づくりの中で、同じ意識をもつ仲間を増やすためには、ふだんから人間関係を大切にして、問題解決をいっしょに検討し、実施していく姿勢が求められるのです。

［田中久美］

# 身体拘束実施データの
# 分析と活用

　愛知県豊明市にある藤田医科大学病院（以下、当院）は、単一病院では日本で最多の病床数1,435床（一般：1,384床、精神：51床）を有する医療機関です。当院は大学病院のため、手術や検査など最新治療を受けられることから、認知症のある高齢患者においては行動・心理症状（BPSD）が悪化することが多く、従来の看護の方法では身体拘束以外の方法を見出すことができない状況でした。

　しかし、身体拘束は患者の尊厳を脅かすことにもなります。そこで、これらの課題のある患者を1か所に集めて集中的にケアを行う方法がないか検討しました。その結果、離床の機会を増やすことで不必要な身体拘束を早期に解除するとともに、せん妄の改善や認知機能の低下予防、QOLの維持向上を目標に、2012年1月から院内デイケアを導入し、現在に至っています。

　「身体拘束をしない看護」に向けて、国をあげての取り組みが始まりました。それが2016（平成28）年度診療報酬改定で新設された認知症ケア加算です。「身体拘束をしない看護」に対して、経済的インセンティブが働いたということです。さらに2018（平成30）年度診療報酬改定では、「夜間看護加算」の要件として「日頃より身体的拘束を必要としない状態となるよう環境を整える」ことが明記されました[1]。

### 当院における身体拘束実施率と転倒・転落事故の推移

　急性期病院における認知症高齢者への看護の必要性が意識されるようになり、2016年に認知症ケア加算が新設された後、当院でも認知症ケアチームが発足しました。認知症や高齢者に関する専門知識をもった看護師や多職種が連携してケアを行っています。そのような中で認知症の人に対する身体拘束の低減に取り組んでいますが、なかなか減少できていない状況です。認知症ケア加算算定を開始した2016年度から2019年度上半期における認知症ケア加算算定患者における身体拘束実施率の推移を**図1**に示します。

　転倒・転落を予防するために身体拘束を行う場合もあります。**図2**は2015年4月から2019年9月における転倒・転落事故件数の推移です。認知症ケア加算算定前の2015年度は年間転倒事故件数の月平均は51.9件、転落事故件数は18.6件でした。加算を算定した2016年度は年間転倒事故件数の月平均は61.8件、転落事故件数は20.6件、2017年度は年間転倒事故件数の月平均は62.3件、転落事故件数は27.1件、2018年度は年間転倒事故件数の月平均は72件、転落事故件数は33.4件、2019年度上半期の転倒事故件数の月平均は70.8件、転落事故件数は30.7件でした。

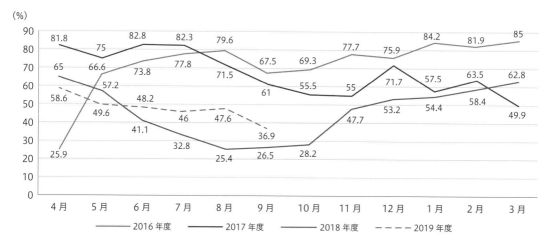

図1 | 認知症ケア加算算定患者における身体拘束実施率の推移

（藤田医科大学病院 医療の質管理室）

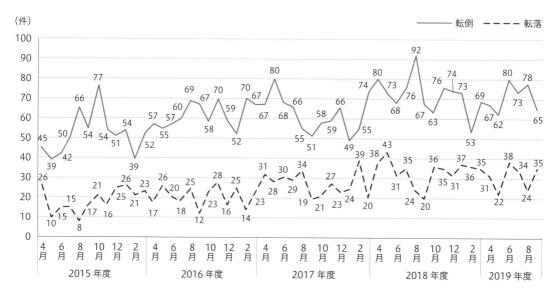

図2 | 認知症ケア加算算定患者における転倒・転落事故件数の推移

（藤田医科大学病院 医療の質管理室）

## 身体拘束実施データの分析と活用

　身体拘束をしない看護の実現には、転倒・転落事故とのバランスをみていくことが重要です。図1・2に示した身体拘束実施率と転倒・転落事故件数の推移を分析すると、認知症ケア

加算算定前の2015年度は転倒事故件数の月平均は51.9件、転落事故件数は18.6件であり、身体拘束実施率も25.9％と低値を示しています。しかし2016年度は転倒事故件数の月平均は61.8件、転落事故件数は20.6件と事故件数が上昇したため、身体拘束実施率は最多で80％台まで上昇しました。2017年度は最初は

2016年度よりも転倒・転落事故件数が増加しましたが、その後減少に転じ、年度末には身体拘束実施率も50%台を切りました。2018年度は身体拘束実施率が最少で20%台まで減少しましたが、転倒事故件数が上昇したため、年度末には身体拘束実施率が前年度より上回ってしまいました。2019年度上半期は身体拘束実施率が減少し、転倒事故件数も減少しています。

身体拘束実施の実態調査結果は全病棟に公開しています。これをもとに、各病棟において身体拘束の是非を問うカンファレンスが実施さ

れ、身体拘束解除に向けてフローシートを作成し、身体拘束解除基準の作成に着手しています。

転倒・転落事故件数を減少させるための安全な療養環境づくりと転倒・転落事故に起因するせん妄・BPSDへのケアの質の向上を進めて、身体拘束ゼロを目指していきたいと考えています。

[加藤滋代]

引用文献
1）厚生労働省：平成30年度診療報酬改定について.
　https://www.mhlw.go.jp/stf/seisakunitsuite/bunya/0000188411.html

## Memo / 多剤併用と転倒

転倒の原因の1つに多剤併用があげられます。高齢者は様々な病気を抱えていることから多剤併用になりやすく、薬の副作用として転倒を引き起こします。5種類以上の内服によって転倒の発生率が高まります（図）。多剤併用によりせん妄が引き起こされ、それが原因で転倒することも多いです。入院中の転倒を防ぐためには、処方の優先順位を考えて、効果のあまり得られない薬剤は本当に必要なのかを随時主治医と検討する必要があります。

[鈴木みずえ]

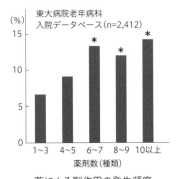

a　薬による副作用の発生頻度

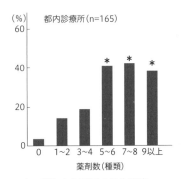

b　薬による転倒の発生頻度

図｜多剤併用と副作用・転倒発生の関係

（a：Kojima, T. et al. : High risk of adverse drug reactions in elderly patients taking six or more drugs: Analysis of inpatient database, Geriatr Gerontol Int, 12（4）: 761-762, 2012 /
b：Kojima, T. et al. : Polypharmacy as a risk for fall occurrence in geriatric outpatients, Geriatr Gerontol Int, 12（3）: 425-430, 2012）

**Report 7**

# 様々な工夫を施して行う
# 身体拘束低減に向けたケア

　静岡県磐田市立総合病院（以下、当院）では、2016年当時、認知症ケア加算対象患者の約半数に身体拘束を実施しているという現状がありました。そのうちの8割がせん妄を発症しており、筆者はせん妄対策が身体拘束の低減につながると考えました。そこで、せん妄ケアをスタッフと共に行い、ケアの効果を感じていたところ、スタッフのせん妄ケアに対する苦手意識がなくなり、せん妄対策が強化され、身体拘束件数が減少してきました。ここでは当院で行った2つのケアについてご紹介します。

## ▌タッチケア

　不安が強い認知症高齢者の患者Cさんに対して、救急外来から"タクティール®ケア"と"タッチケア"を取り入れた声かけを行ったところ、身体拘束をすることなく在院日数を短縮して自宅に退院することができました。

　不安が強く混乱している患者は、その場から逃避しようとして点滴やモニタなど身体に装着しているものを外そうとします。治療の継続のため、必要なものを取り除こうとする行動の裏には不安があるということをスタッフとアセスメントし、Cさんがそわそわし始めたら声かけをしながらしばらく傍らに寄り添っていきました。その際に"タッチケア"も同時に行い、パーソン・センタード・ケアで示している認知症の人の心理的ニーズの"共にある""愛着・結びつき"につながるようなかかわりもエッセンスとして加えていこうというプランを立てました。

　このかかわりで、Cさんは入院2日目にはせん妄スケールで「せん妄状態ではない」と評価され、3日目には看護師と自ら会話を楽しみ、笑顔もみられるようになりました。スタッフもCさんの変化を感じ、喜びました。この成功体験から、スタッフは"タッチケア"が患者の不安軽減につながると考え、その後はただ声をかけて傍らに寄り添うのではなく、"タッチケア"というエッセンスも加えたケアが展開されるようになりました。

## ▌コミュニケーションボードの活用

　アルツハイマー型認知症がある高齢患者のUさんは、心不全で酸素カニューレ・心電図モニタ・点滴などが装着されていました。Uさんは今の状況がわからず、酸素カニューレを何度も外すため低酸素状態となり、呼吸困難が出現していました。

　看護師は、Uさんはせん妄により混乱し、呼吸困難が不安を強めているとアセスメントしました。装着物を外そうとするUさんに何度も言葉で説明しますが、スタッフによって伝え方にばらつきがありました。そのため、スタッフの声かけを統一して、Uさんの五感に働きかけるようなプランを立てました。

鼻に酸素の管が
ついています。
大切にして
ください。

表面：患者用ボード

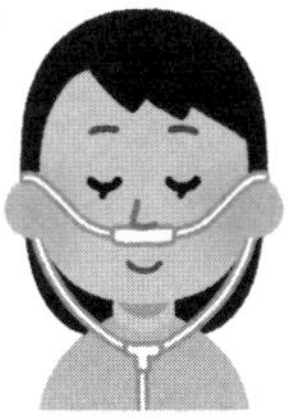

看護師：声かけ方法

1. 鏡を見せながら
「鼻に酸素のくだがついています。大切にして
　ください」
　＊注　患者が鏡を見たことを確認してから
　　　　話すこと
2. コミュニケーションボードを見せながら
「鼻に酸素のくだがついていること、わかるよう
　に置いておきますね」
　＊注　患者の視界に入るところに置くこと

裏面：看護師用ボード

患者に表面のボードを見せ、看護師は裏面の声かけ方法の手順に沿ってケアを実施する。

図1│コミュニケーションボード

（磐田市立総合病院 認知症ケア委員 リンクナース作成）

酸素カニューレは鏡を見せながら、点滴はボトルを見せて刺入部を軽くなでて説明し、視覚・触覚・聴覚から情報を伝えていきました。そして、コミュニケーションボードを作成し、看護師が実践するケア手順を1枚の用紙に一つひとつ記入して、誰でも同じように声かけができるようにしました。Uさんには絵と文字が書かれた表面のボードを見せ、視覚に入る位置に設置しました。Uさんの視線に合わせてそのつど位置を変更していきます。

ケア開始1日目は、装着物を外さないように20～30分おきに繰り返し説明していましたが、2日目には訪室時とUさんがそわそわしたときのみとなり、徐々にUさんも装着物を外してはいけないことを理解していきました。

このかかわりから、患者の視覚や聴覚など複数の五感に働きかけることで認知症高齢者にメッセージが伝わりやすくなり、同じようなかかわりをすることで患者が安心できると考えました。現在では計14個のコミュニケーションボードが作成され、個別に合わせたコミュニケーション方法をベッドサイドで実践しながら考えるようになりました。

### 組織体制への影響

このようなスタッフの認知症高齢者へのかかわりを見ていた看護師長が、せん妄や歩き回る患者がいる場合は看護師の人員配置を調整してくれるようになりました。夜間帯のマンパワーが減少する時間帯に、せん妄や認知症の行動・心理症状（BPSD）が出現しやすくなります。その際、当院では当直師長に相談すると、見守り人員を調整してくれます。時には、師長自ら病棟に出向き、患者の傍らで話し相手になってくれることもあります。

このような看護管理者の姿勢と気軽に相談できる組織体制により、現場のスタッフが安心して、"身体拘束をしないケア"を検討し、実践することへとつながっていると思います。

[鈴木智子]

# 医療の場面で人が人を縛ることの弊害
## ——倫理的ジレンマの解消に向けて

聖隷三方原病院は、静岡県浜松市にある急性期総合病院です。筆者は老人看護専門看護師、病棟管理者として、スタッフと共に2015年3月から身体拘束最小化の取り組みを開始し、2年3か月後に身体拘束ゼロを達成しました。2019年3月からは、認知症・せん妄ケアサポートチームと看護部倫理委員会の活動を通して、院内全体の身体拘束最小化に向けた活動を行っています。

### ▼ 事例紹介

Fさん、70歳代、男性。1年前に軽度アルツハイマー型認知症と診断されたが、日常生活動作（ADL）は自立しており、妻と子ども2人と自宅で生活していた。

今回、手術目的で当院に入院となった。Fさんは入院当日より落ち着かない様子で、廊下を行き来していた。予定手術を無事終えたが、創部の観察や清潔ケアなど身体に触れるケアや処置への拒否・抵抗があった。

退院を目前に、Fさんは誤嚥性肺炎を発症し、絶食となり、数日後に行われた嚥下機能評価により経口摂取困難と診断された。本人の意向を確認し、家族と相談して、代替栄養法として中心静脈栄養カテーテル（CV）を挿入し、高カロリー輸液が開始された。

当初、FさんがCVを気にする様子は見られませんでしたが、数日後に自己抜去し、再挿入後は自己抜去予防のため身体拘束（ミトン型手袋、両上肢拘束）が開始されました。その後、ケアや処置に対するFさんの拒否や抵抗は激しさを増すようになりました。

ある日、Y看護係長が身体拘束解除を試みたところ、Fさんはベッドから転落してしまい、その後、転倒・転落予防のための体幹拘束が追加となりました。

### ▼ 倫理事例カンファレンスでの 身体拘束低減に向けた検討

Fさんの身体拘束についてY看護係長が倫理事例カンファレンスを開催し、筆者も参加しました。カンファレンスではJonsenの臨床倫理4分割法を用い、まずFさんの状況について情報を整理しました（図1）。次に、身体拘束を行うことのメリット（自己抜去や転倒・転落などの事故予防、安全の確保）とデメリット（Fさんの意向に反する、Fさんの苦痛、家族の苦悩、心身機能の低下）について話し合いました。

デメリットを最小限にする方法として、看護師同士や多職種で協力してFさんの離床を促し、身体拘束を解除して見守りながら過ごす時間を少しでも確保できないか話し合いました。また、再度、代替栄養法についてのFさんの意向と家族の希望を聞く機会をもつ必要がある

| 医学的適応 | 患者の意向 |
|---|---|
| ●手術は成功、今後の治療予定はなし<br>●術後に誤嚥性肺炎を発症<br>●嚥下機能評価で経口摂取困難と診断<br>●代替栄養法としてCV挿入、高カロリー輸液を実施<br>●軽度アルツハイマー型認知症あり | ●ゆっくりていねいに説明すれば理解でき、自分の意思を表明することができる<br>●「経管栄養はやりたくない」と意思表明あり<br>●CV挿入当初は拒否がなかったが、数日後に自己抜去あり<br>●身体拘束に対して「動かない、やめて」と訴えあり<br>●身体に触れるケア・処置に拒否あり<br>●リハビリテーション訓練には積極的に参加 |

| QOL | 周囲の状況 |
|---|---|
| ●入院前のADLは自立<br>●元・会社員<br>●礼儀正しい<br>●家族のリーダー的存在 | ●妻、子ども2人と同居<br>●家族は代替栄養法として「経管栄養は本人が苦しむからやりたくない」とCVを選択<br>●身体拘束開始後、「見るのがつらい」と家族の面会が減少<br>●家族は自宅退院を希望 |

図1｜臨床倫理4分割法を用いたFさんの情報整理

との意見が出されました。

▶ **看護師が思考停止に陥らない取り組み**

急性期病院では、治療優先、事故予防の目的で、医師の指示や患者の状況により、やむを得ず身体拘束を行う現状があります。しかし、認知症高齢者に対する身体拘束は、心身機能の低下やそれに伴う退院困難など、その弊害が大きいこともまた事実です。

この状況を打開し、もやもや（倫理的ジレンマ）を解決するためには、「**その人にとっての最善**（こうなったらいい）**に少しでも近づくためにできることはないか**」を多職種で考え続けることが重要です。臨床倫理4分割法などのツールを用い、倫理的な視点から検討することも有効な方法の1つです。

身体拘束を解除するか、継続するかの二項対立にとらわれて思考停止に陥らず、「**身体拘束を5分でも10分でも解除できないか**」という視点から、みんなで考え、できることに取り組む——まずはこの一歩を踏み出してみませんか。

[佐藤晶子]

# チームで協働する

認知症高齢者に対して、1人の看護師がよいケアを行っていても、それが他のスタッフに継続されなければ、本人にとってよいサポートにはなりません。認知症ケアはチームで取り組んでいくことが大切です。身体拘束を予防するためには、治療やリハビリテーションも含めた取り組みを効果的に行うことが重要です。

## 看護チームでの取り組み

### 1. 認知症ケア委員会

高齢者の入院が多い病院では、看護部内に認知症ケア委員会を設置しているところもあります。病院のビジョンに合わせて、各病棟で認知症ケアや研修をどのように展開していくかを看護部内で検討し、取り組みを行って

表3-2-1 | 認知症高齢者の入院生活を支える各職種の基本的役割

| 職種 | 専門職としての本来的な役割 | 院内連携上の役割 |
|---|---|---|
| 医師 | ●身体疾患に対する治療<br>●認知症の行動・心理症状（BPSD）やせん妄への対応<br>●認知症高齢者とその家族に対する適切な情報提供と意思決定支援 | ●他科・他職種の介入をコーディネート<br>●医学的観点からの助言、支援<br>●院外の医療機関等との連携支援 |
| 看護師 | ●身体疾患と認知症に関するアセスメントおよび本人のニーズに応じたケアプランの作成・実践・評価<br>●本人のニーズに応じた生活の支援、環境調整<br>●パーソン・センタード・ケアの推進、自己決定の支援<br>●家族の介護負担感、健康状態などの把握 | ●多職種連携におけるコーディネーター<br>●パーソン・センタード・ケアの視点からの情報収集と提供<br>●薬物/非薬物療法の評価に関する情報提供 |
| 薬剤師 | ●残薬確認を含む服薬アドヒアランスの確認<br>●服薬指導を含む薬剤管理支援<br>●薬物療法の効果・副作用モニタリング<br>●多剤併用と副作用に対する支援 | ●薬歴、副作用歴などの把握と周知<br>●適切な剤型選択、投与経路の検討<br>●多剤併用の是正、重複投与や薬物による副作用の回避など |
| リハ職<br>（理学療法士、作業療法士、言語聴覚士） | ●基本的動作に関するリハビリテーションと評価<br>●応用的動作能力、社会的適応能力に関するリハビリテーションと評価<br>●言語聴覚能力・嚥下機能に関するリハビリテーションと評価 | ●日常生活活動や社会参加機能の評価情報の提供<br>●統一された生活上の留意点の提供<br>●適切な心理的支援<br>●病前の役割、興味、習慣等の把握<br>●家族、生活環境の把握 |
| 医療ソーシャルワーカー | ●アドボカシー機能：本人・家族の考えや気持ちの代弁をする<br>●介護保険制度も含めた入退院にかかわる情報提供<br>●退院調整支援：退院後の療養生活支援 | ●本人・家族の意向を地域包括ケアシステムの保健・医療・福祉の専門職へ伝え、提供可能なサービスへつなげる<br>●利用可能なフォーマルサービス・インフォーマルサービスを紹介・仲介し、退院後の生活を踏まえた介護保険サービスの提供を支援する |

表3-2-2 | 多職種連携協働は、こうすればうまくいく

| | 日常的に心がけること | かかわりはじめに心がけること | 支援中に心がけること |
|---|---|---|---|
| 目標設定 | ●中心は、本人、家族であり、置かれている状況により、目標は変化していくことを理解しておきましょう<br>●目標は共有しましょう(同じ目標に向かっていく) | ●本人、家族の希望や思いを聴きましょう(思いを引き出す、思いをまとめる)<br>●本人、家族、関係機関で、今後の生活をどうしていきたいか確認しましょう | ●常に、本人、家族の意向や気持ちの変化を確認しましょう<br>●本人の意思・意向が聞き出せる環境づくりをしましょう |
| 情報共有<br>役割分担 | ●それぞれの得意分野を把握しましょう(制度、関係機関、社会資源を活用するための窓口など)<br>●困ったとき、どこに相談するか探す工夫をしておきましょう<br>●「顔の見える関係」から「話ができる関係」に発展させましょう(人柄を知る・思いを知ることも大切)<br>●情報は、主観と客観(事実)をはっきりさせて整理しましょう<br>●先入観をもたず、情報共有、意見交換をしましょう<br>●相手(本人、家族、関係機関など)の話をよく聴き、わからないことは素直に聞きましょう<br>●自分の立場からみた「正しい」「常識」がすべてではありません。多様性を認め、お互いをリスペクトしましょう<br>●個人、業種、事業所で抱え込まず、連携を大切にしましょう<br>●それぞれの領域の専門用語は、わかりやすく伝えましょう。わからない専門用語は聞き返し理解しましょう<br>●地域の社会資源(サービス)について興味をもち、知る機会をつくりましょう<br>●身体や生活の状況を確認する習慣をつけましょう(例えば、お口の中、食事、服薬、家族関係、身体の動きなど) | ●それぞれの視点から問題点を出し、共有しましょう<br>●主治医に確認をとった上で、必要なサービスの導入をしましょう<br>●お互いに業務の限界を知った上で、気楽に相談してみましょう<br>●必要な情報は、関係機関に発信しましょう<br>●担当者会議で、自分の職種にできることを伝えましょう<br>●支援の中心に、本人、家族が置かれているかどうかを確認しましょう<br>●本人・家族が生きてきた過程(ストーリー)を共有しましょう | ●支援の中心に、本人、家族が置かれているかどうかを確認しましょう<br>●家族背景も含めて利用者にあった対応を考えましょう<br>●家族の中に、支援が必要と思われる人がいたら、専門機関につなげましょう<br>●本人、家族の状況や場面により、中心になってかかわる機関が変化することを理解しましょう<br>●それぞれの職種の範囲でできることを確実に行い、できないことは他職種につなげましょう<br>●お互いの役割を理解してタイムリーに連携しましょう。そのためにふだんから連絡をとり合いましょう<br>●感じたことは、アサーティブにお互いフィードバックしましょう(仕方ないとあきらめないで発信しましょう)<br>※アサーティブとは自他を尊重した上で、自分の伝えたいことを相手に伝えること<br>●隙間のない支援につなげるために、必要なときは自分の領域を超えたプラスαの支援をしてみましょう。隙間ができるのは、自分の業務はここまでと、割り切ってしまうから? お互いにカバーする気持ちをもちましょう(例:私ができることがありますか? お手伝いできますか? 等)<br>●体験の中でしか推し量れないこともあることを共有しましょう(失敗や苦労に付き合っていくこと) |
| 必要な<br>仕組み | ●かかわった経過を振り返りましょう<br>●地域(隣近所やボランティア、民生委員、自治会など)にどんなネットワークがあるかを知り、まずは、どんなことをしているのか知ることから始めましょう | ●できるだけ、本人、家族の周りでタイムリーに話す機会(会議)をもちましょう<br>●多職種で情報共有や課題検討ができる場をつくっていきましょう<br>●地域ケア会議を積極的に活用しましょう<br>※地域ケア会議とは:<br>主に高齢者への適切な支援をはかるために、行政や地域包括支援センター主催で行う多職種による検討会議 | ●多職種で情報共有や課題の検討ができる場をつくっていきましょう<br>●地域ケア会議を積極的に活用しましょう |

(浜松市の医療及び介護連携連絡会連携部会:多職種連携協働で地域住民を支えるために―「こうすればうまくいく!」ポイント集, 浜松市健康福祉部高齢者福祉課, p.7, 2019より改変)

2

チームで協働する

います。

最近では、看護部のビジョンを展開させる役割として認知症カフェを実施している病院もあるようです。

## 2. 認知症リンクナース

リンクナースは、院内の専門チームや委員会と連携して、それぞれの専門的知識や技術を学びながら部署とチームを「つなぐ」役割を担っています。

認知症リンクナースは、患者の入院時に、身体疾患および認知症やせん妄、老年症候群、加齢に関するアセスメントを行い、介入方法を調整する役割を担います。

高齢者が多く入院する病院で起こりやすいせん妄や認知症の行動・心理症状（BPSD）を予防する適切な看護実践が展開できるよう、リンクナースは各病棟でリーダーシップをとることが求められます。また必要時は、認定看護師や専門医の介入が速やかに行われるよう働きかけることも重要です[1]。

## 多職種連携

多職種連携とは、患者に質の高い治療やケアを提供するため、医師や看護師、薬剤師、介護支援専門員（ケアマネジャー）、介護福祉士（ケアワーカー）、理学療法士、作業療法士、言語聴覚士、医療ソーシャルワーカー、管理栄養士、歯科医師、歯科衛生士など、患者にたずさわる様々な機関、専門職が連携し、協働することです。認知症高齢者の入院生活を支える各職種の基本的役割を**表 3-2-1**に示します。

### 1. 認知症サポートチーム

急性期医療機関においても、BPSD を有し

ている認知症高齢者の医療に対応することが求められるようになり、認知症サポートチーム（Dementia Support Team：DST）が活動している病院が多くなりました。

認知症サポートチームは、医師、看護師、薬剤師、理学療法士、作業療法士、言語聴覚士、医療ソーシャルワーカー、管理栄養士、歯科医師、歯科衛生士など多職種で構成されています。各診療科に入院している認知症高齢者や認知機能が低下している高齢患者に対して、よりよい医療を受けられたり、安全な療養生活が送れるようにサポートを行うとともに、家族に対しては退院に向けてのアドバイスを行います。また、院内勉強会・研修会などの企画・運営をすることも役割の1つです。

### 2. 多職種連携のポイント

地域住民を支えるための多職種連携協働のポイントを**表 3-2-2**に示しました。多職種連携の中心は本人・家族であり、その人の置かれている状況により、ケアの目標は変化していくことを理解しておきましょう。

多職種でケアの目標を共有し、それぞれの得意分野を把握して、困ったときには誰に相談すればよいかがわかるように工夫をします。他職種との「顔の見える関係」から「話ができる関係」へと発展させ、さらに情報共有できるような仕組みをつくっていくことが大切です。　　　　　　　[鈴木みずえ、狩野英美]

引用文献
1 ）平野一美：院内の認知症ケア体制と地域連携を構築, 看護, 68（9）：40–43, 2016.

# 身体拘束低減に向けた研修の開催とその効果

　東京都多摩市にある天本病院では、抑制削減検討委員会の委員が中心となり、身体拘束禁止の原則等の知識と他施設での取り組みや高齢者虐待について学ぶ研修会を企画しました。市民公開シンポジウム「認知症のある高齢者への身体拘束ゼロを問い直す」のDVD[1]を活用し、身体拘束低減に向けての意識が高まる動機づけをしていきたいと考えたからです。

　研修前のアンケートでは、「身体拘束をせざるを得ない状況」と「できるだけしないほうがよい」という葛藤があるという意見が多数混在していました。身体拘束は「患者にとっての身体的・精神的負担」「スタッフにとっての精神的負担」という意見も多くありました。また、「家族の気持ちを考えると、身体拘束をされた姿を見るのはあまり好ましく思わない」「自分の家族が身体拘束をされた経験があり、とてもショックだった」などの意見が寄せられました。

　研修後にもアンケートを行いました。研修を経て気がついたことと、拘束低減に向けてどのように取り組みたいかという設問に対して、「相談する、意見交換、多職種連携の大切さ」「病院としての取り組みの必要性」「患者の立場に立ったケア」「低減に向けての意識・工夫の必要

性」「ケアを振り返るきっかけになった」等の意見がありました。また、「スタッフに対する支援の必要性」や「働くスタッフに余裕がなく、相談できない環境では、不適切ケアが起こりやすい状況にある」といった、働く側の支援についての意見も多数ありました。

　身体拘束低減に取り組みたい気持ちと、身体拘束を完全になくすのは無理だと思う倫理的ジレンマがありながらも、研修後に身体拘束低減の取り組みを実施し、著しく成果を上げた病棟があります（地域包括ケア病棟；1日あたりの拘束件数3〜4名→0〜1名に減少）。身体拘束低減が実現できた要因は、チームの意識変化でした。まず、入院当初から身体拘束をしないということをチームで共通認識とし、患者本人に向き合ってアセスメントと工夫を実践しました。チューブ類の自己抜去などの不具合が起こっても、失敗しない代替案を多職種で再度話し合えるので、スタッフ間の関係性もよくなり、好循環になっています。

［曽谷真由美］

引用文献
1）DVD 市民公開シンポジウム「認知症のある高齢者への身体拘束ゼロを問い直す」，シルバー総合研究所，2018年6月2日．

# 5つの医療チームに所属して行う
# 院内横断的な活動

筆者が所属する静岡県立総合病院（以下、当院）では、18分野にわたる医療チームが活動しています。2016年にチーム医療専従看護師として活動を開始した筆者は、現在、「認知症ケア」「精神科リエゾン」「脳卒中」「排尿ケア」「嚥下対策」の医療チームに加わり、組織横断的な活動を行っています。

## 複数のチームに所属することで
## 可能になる多角的な情報共有

認知症高齢者には複数の併存疾患に加えて、認知症に伴う記憶・見当識障害などの中核症状や、行動・心理症状（BPSD）を認めることがあります。BPSDと呼ばれる「行動」には必ずきっかけがあり、その行動の「結果」がその後も同じ行動が繰り返されるかどうかにつながることも少なくありません。しかし、出現する症状の多彩さゆえに行動の背景がつかめず、看護ケアに苦慮することがあります。

また、認知症高齢者は「認知症ケア」だけではなく、「精神科リエゾン」「脳卒中」「排尿ケア」「嚥下対策」の対象になることも少なくありません。そのため、複数の医療チームに属することにより、他のチームのケア方法やその根拠、ケアの結果（患者の反応）を含めた多角的な情報共有ができます。その結果、専門性の異なるチームの強みを生かし、個別性のある支援計画を検討することにつながっています。

## 身体拘束の最小化に向けて

認知症高齢者の行動の背景がわからないと、「不可解な行動」「問題行動」として医療者に受け取られることがあります。この場合、その行動を抑制しようとする思考から身体拘束につながりやすい現状があります。そのため、筆者が所属する医療チームの活動においては、認知症高齢者の行動の背景をていねいに考えることができるような支援を強化しています。

例えば、夜間に繰り返し起き上がる行動がみられた場合、行動の背景に身体的要因や慣れない治療環境、中核症状やBPSD、苦痛や不快症状が影響していないか、多職種と多角的な視点から要因をアセスメントしています。行動の背景に排泄意欲等の生理的欲求が影響している可能性があれば、その行動を抑制しようという思考から、排泄パターンを確認して、その行動をよりスムーズに行えるような積極的な行動支援を導き出すこともできます。すべての要因を一度に解決することはできませんが、この積み重ねにより、認知症高齢者が安心して入院治療を受けられる支援につながると考えています。

日々の実践だけではなく、院内の教育支援にもたずさわり、看護倫理や看護過程の研修を通して事例検討を行っています。事例を振り返ることは、認知症高齢者の「行動」と「結果」の間にどのような関連があるのかをていねいにアセ

スメントし、自らのケアの意味を言語化することにもつながります。そして、それを経験や認知症ケアの知識として積み重ね、次の実践に生かすことができれば、院内の認知症ケアの実践力向上にもつながると考えます。

## ▌今後の課題

　当院の看護部では、専門・認定看護師連絡会という会議を毎月開催しています。ここでは、各所属チームの医療活動における困りごとやコンサルテーションプロセスを皆で共有し、事例検討を行っています。当院の医療チームには、そのほとんどに専門・認定看護師が所属しているため、個々のチーム活動や院内活動における他の分野の現状や課題を共有することで、互いの活動への理解が深まり、今後のチーム間の連携にもつながることを期待しています。

［齋藤千紘］

**参考文献**
1）鈴木みずえ 編：多職種チームで取り組む 認知症ケアの手引き，日本看護協会出版会，2017.
2）日本老年看護学会 監修：認知症高齢者のチーム医療と看護―グッドプラクティスのために，中央法規出版，2017.
3）川島みどり：増補版 チーム医療と看護―専門性と主体性への問い，看護の科学社，2016.

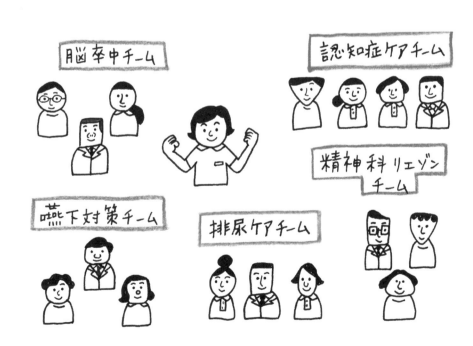

# 地域の専門職と連携して
# みえてきたもの

認知症がある患者は入院日数が長く、在宅復帰率が低い傾向にあることが明らかにされています。山形県鶴岡市立荘内病院（以下、当院）では、認知症ケアチーム（DCT）が 2016 年より活動を開始していますが、退院支援に時間を要し、退院後に短期間で再入院するケースを多く経験していました。

### 退院前・退院後訪問指導

そこで、スムーズな退院支援を考え、患者と家族の希望に添えるよう、2016 年 7 月より退院後訪問指導を、2018 年 12 月より退院前訪問指導を開始し、主に認知症看護認定看護師が訪問を行っています。

アウトリーチ開始後の退院後訪問件数は446 件（267 人）、退院前訪問件数は 7 件（6 人）となっています（2019 年 11 月末現在）。訪問看護師の同行訪問は 25 件、介護支援専門員（ケアマネジャー）や地域包括支援センタースタッフとの同行訪問は全体の約 8 割という状況です。

退院前・退院後訪問指導（以下、訪問）を必要とする患者や家族は、介護保険未申請や介護保険サービス未導入で、家族の介護力が低い、医療ニーズが高いなどのケア難渋者が多い傾向にあります。退院後に暫定ケアプランの利用がない場合は、介護保険の居宅サービスや事業所の訪問看護サービス導入まで 1 〜 2 か月という「ケアの空白期間」が生じることがあり、在宅

での介護不安から認知症看護認定看護師の訪問を希望される方も多く経験しています。

### 院内外の多職種による
### 認知症ケアマネジメント

医療ニーズが高く、認知症の行動・心理症状（BPSD）が顕著なケースでは、入院中から退院直後の 1 か月間に院内外の多職種で情報を共有し、認知症看護認定看護師が中心となって認知症ケアマネジメントを行っています。

主な実践内容は、家族や訪問に同行する院外の専門職への疾患教育や患者へのかかわり方、服薬指導、療養環境の整備、認知機能評価、相談などです。入院中から継続してかかわることで、入院中に身体拘束を実施していた患者であっても落ち着きを取り戻し、本人や家族の状況に適した新たなサービス導入につながることが多く、退院後のアウトリーチは非常に重要でした。

地域での多職種連携は、医療と介護の融合をもたらし、"その人らしく生きる"ことを支えるケアの推進には欠かせません。野口らは、「一つの機関だけで当事者を支援するのに比べて、支援の幅が広がり、支援の隙間を生まない形の支援が可能になる」と述べています [1]。家族からも、認知症看護認定看護師の訪問を経験したことで、新たなサービス導入や認知症への理解、不安感や介護負担感の軽減につながったという

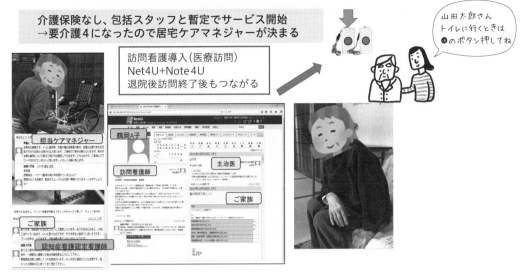

図1｜退院前・退院後訪問実施の際の多職種連携の例

意見も多く、再入院率を多少とも下げる効果や、退院支援に有効であることが示唆されました。また、アウトリーチにより、療養継続に必要なケアを検討することで、院外のケア構築だけでなく、院内のケア再考にもつながりました。

## ICTを活用した連携継続へ

認知症罹患者は、退院後1か月以内の再入院率が未罹患者の1.5倍といわれており（米国老年学会，2018年2月）、訪問期間終了後も院外の多職種との連携の必要性を感じています。当地域には「ID-LINK」「Net4U*1」「Note4U*2」という医療・介護連携型の地域電子カルテシス

テムがあり（図1）、このシステムを活用して訪問期間終了後も地域との連携を継続するケースもあります。今後さらにICTを活用した継続事例の件数を増やしていきたいと考えています。

\*

アウトリーチ実践では、多職種が各自の専門性を発揮することで、療養上の課題をとらえやすくなり、患者・家族を取り巻く必要なケア環境を継続しやすくなると感じます。"その人らしく生きる"ことを支えるためには、本人や家族の思いを看護師が代弁し、退院から在宅への支援が途切れることなく、本人・家族が不安なく過ごせるよう、そのつど"終着点"を確認することが大切です。このことを多職種や家族と共に現場で語ることで、ケアのヒントがみえ、看護の質の向上につながることがあります。病院の枠を超えて、ケアをみつめてみませんか。

［富樫千代美］

---

\*1 医療・介護従事者のための患者情報共有ツール。診療情報の共有・コミュニケーションとして利用されている。Note4U の導入により、在宅高齢者の見守り情報が確認でき、患者の情報に注意すべき変化があれば、メールで通知される。

\*2 介護者参加型在宅高齢者見守り WEB 連絡ノート。家族やヘルパーが登録する見守り機能により、Net4U 上でかかりつけ医やケアマネジャーが日々の在宅での状態を把握できる。WEB 型連絡ノートとして利用できるほか、Net4U で登録された処方箋や検査結果の閲覧も可能となる。

（\*1・\*2 ともに株式会社ストローハット資料より）

引用文献
1）野口正行ほか：急性期病院と地域アウトリーチ機関との連携, 日本社会精神医学会雑誌, 22（4）：539-544, 2013.

# 計画・実践・評価する

## 身体拘束をしないケアに向けての ビジョン

### 1. ビジョンの作成

ビジョンとは、「将来のあるべき姿を描いたもの。将来の見通し。構想。未来図。未来像」[1]です。「組織のビジョン」とは、「自分やチームメンバーによって達成された将来の理想像や未来の光景」「ゴールや目標を手にした瞬間の状態」といった、将来なりたい状態やその状況であり、実現したときのイメージをクリアに描いた「未来の予想図」ともいえます。

看護部におけるビジョンの意義を図3-3-1に示しました。

#### ■身体拘束に関するビジョンの検討

身体拘束に関するビジョンは、どのようなものが考えられるでしょうか？

✓ 身体拘束を廃止したい
✓ 身体拘束をゼロにする

上記のようなビジョンでは、非常に抽象的であり、具体的な取り組みが明示されていないので、スタッフはとまどいを感じるでしょう。では、以下のものはどうでしょうか？

✓ 不必要な身体拘束を行わない

不必要の意味が不明確ですね。

✓ 点滴や経管栄養を行っている患者のミトン型手袋装着を減らす

点滴や経管栄養を行っている認知症の患者に対して無条件にミトン型手袋を装着している場合も多いので、ミトン型手袋による身体拘束を低減させるためにはよいかもしれません。ただし、「減らす」だけではインパクト

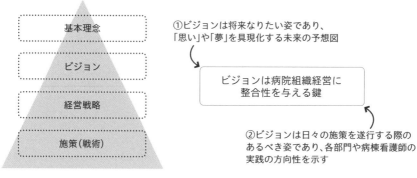

図3-3-1｜看護部におけるビジョンの意義

が少ないですね。

> ✓ 認知症高齢者のニーズに着目して、身体拘束件数を半分にする

　身体拘束が必要な認知症高齢者の「ニーズ」に着目するというケア方法が示されており、「半分」という到達目標も含まれているので、わかりやすいです。これをさらに具体化させてみましょう。

①認知症高齢者の危険な行動の理由やニーズに着目し、身体拘束をしない看護を実現し、件数を半分まで低減させる。

②認知症高齢者のニーズ（点滴に関連した痛み・苦痛、排泄などに関すること）に着目して、治療が安全にできるようにケア方法を工夫する。

③認知症高齢者の治療に関連した痛み・苦痛を緩和したり、排泄に関する認知症高齢者のニーズに合わせた対応を行う。さらに臨床倫理の4原則（自律尊重、無危害、善行、正義）から身体拘束の状況を判断する。

表3-3-1｜よいビジョンの特徴

| | | |
|---|---|---|
| ①具体的であること | 抽象的なビジョンでは当たり前のことをいっている印象が否めず、簡単に形骸化してしまう | |
| ②簡潔であること | どんなビジョンもメンバーが覚えていられなかったり、すぐに忘れ去られたりしては意味がない。複雑でなく簡潔な言葉で表現することが大事である | |
| ③方向性を示していること | ビジョンはその組織の目指す方向性を示していなければならない。最終的な価値判断の基準にもなり得なければならない | |
| ④魅力的であること | ビジョンは組織のメンバーで共有されなければならない。誰もが「よい」と魅力を感じて誇りに思えるようなビジョンが重要である | |
| ⑤個性的であること | 「われわれは何のために存在するのか」と根源的に自らの価値を確かめ、これを高めていくビジョンであって、はじめて共感が得られる | |

（大串正樹：ナレッジマネジメント─創造的な看護管理のための12章, p.7-9, 医学書院, 2007を参考に筆者作成）

> ✓ 認知症の人の尊厳に着目して、身体拘束件数を半分にする

①認知症高齢者の尊厳に着目し、臨床倫理の4原則から身体拘束のメリット・デメリットを検討する。

②臨床倫理の4原則から身体拘束の状況を判断する。

③上記①②を踏まえ、身体拘束をしない看護を実現して、件数を半分まで低減させる。

**2** よいビジョンとは

　ビジョンには、人や組織を前進・成長させる力があります。よいビジョンの特徴を**表3-3-1**に示しました。ビジョン作成の際の参考にしてください。

## 2. ビジョンを展開するための具体的な方針の検討

　ビジョンを展開するためには具体的な戦略が必要になります。SWOT分析（**表3-3-2**）を行うと、具体的な戦略の方法が明らかになります。

　SWOT分析は看護の戦略を作成するためのフレームワークでもあります。「看護部」についてのSWOT分析を行う場合、病院内

表3-3-2｜SWOT分析

| | プラス要因 | マイナス要因 |
|---|---|---|
| 内部環境 | 強み（Strengths）<br>●自分たちの組織の優位な点、さらに強化していきたい点 | 弱み（Weaknesses）<br>●自分たちの組織の問題、課題となっている点、強くしたい点 |
| 外部環境 | 機会（Opportunities）<br>●自分たちの組織にとって「追い風」になるもの、好ましいもの | 脅威（Threats）<br>●自分たちの組織にとって「向かい風」になるもの、好ましくないもの |

（深澤優子：SWOTクロス分析─看護事例でわかる部署目標・戦略策定, p.66, 日総研出版, 2015）

表 3-3-3 | 身体拘束に関するクロス SWOT 分析の例

| | プラス要因 | マイナス要因 |
|---|---|---|
| 内的環境 | 強み（Strength）<br>①多職種による退院カンファレンスを行っている<br>②固定チームナーシングが定着し、受け持ち患者の看護に取り組んでいる<br>③認知症ケア加算の研修を受けた看護師が病棟に5人いて、認知症ケアについて取り組んでいきたいと考えている | 弱み（Weakness）<br>①入院患者のうち後期高齢者の割合が30%で、ADL低下のために入院が長引いている<br>②ミトン型手袋による身体拘束が行われている<br>③身体拘束を実施しやすいのは認知症やせん妄の高齢者であるが、病棟の看護師の認知症やせん妄に関する知識が少ない<br>④認知症高齢者の退院支援のためのリハビリテーションプログラムがない |
| 外的環境 | 機会（Opportunities）<br>①院内に倫理委員会があり、活動を活発に行っており、身体拘束についても相談できる<br>②地域の開業医や専門職と定期的な勉強会を開催しており、地域包括ケアを考える機会になる | 脅威（Threats）<br>①患者家族の高齢化が進み、独居や老老介護が増えて、認知症高齢者も増えている<br>②認知症患者の増加からさらに入院日数が増加する可能性が高い<br>③認知症高齢者に対して身体拘束をするとADL低下やさらなる混乱があり、看護師は疲弊している<br>④近隣でも病棟ケアの質を高めるために院内デイケアなどに取り組んでいる。本院では認知症高齢者のケアに関して特徴的な取り組みがない |

の他部署（診療部、薬剤部、診療部など）や院外の地域包括ケアシステムなどが外部環境となります。「内科・外科病棟」についてのSWOT 分析をする場合は、「病院内の他病棟（慢性期病棟、急性期病棟、外来病棟など）＋院外のすべて」が外部環境となります。身体拘束に関するクロス SWOT 分析の例を表 3-3-3に、身体拘束予防・低減に向けた具体的な戦略と方法を表 3-3-4 に示しました。

## 長期的取り組みと短期的取り組みの検討

　わが国では、住まい、医療、介護、介護予防、生活支援が日常生活の場で一体となって提供できる地域包括ケアシステムの構築を目指しています。傷病や障害を抱えた人や家族が、地域で自分らしく生活していくために、このシステムは欠かせません。特に医療と介護の協働が重要であり、地域と病院の連携強化が必要です。

　地域における病院の理念や役割に基づいた活動を具体的に考えるにあたっては、地域の

表 3-3-4 | 身体拘束予防・低減に向けた具体的な戦略と方法

| 積極的戦略 | ①認知症高齢者の身体拘束予防・低減に関するクリニカルパスを作成する<br>②身体拘束予防・低減を目的としたアセスメントツールを作成する<br>③倫理チームといっしょに身体拘束を行う患者の検討を行う<br>④認知症看護認定看護師を育成する |
|---|---|
| 差別化戦略 | ①認知症高齢者のADLに応じた早期退院支援のリハビリテーションプログラムを作成する<br>②キャリアラダーシステムにおいて、認知症看護のレベル別（ラダー別）教育プログラムを作成する<br>③認知症高齢者の退院支援のためのリハビリテーションプログラムを作成する |
| 弱み克服策 | ①認知症やせん妄、身体拘束を予防するケアに関する研修を行う<br>②認知症やせん妄に関する倫理的な課題の検討を行う<br>③転倒・骨折予防や対策に関する研修を行う |
| 最悪事態回避策 | ①地域のクリニックや介護保険施設との連携を深める<br>②成功事例や身体拘束の減少データ等を示し、看護師の満足度やモチベーションの向上をはかる |

高齢化率や生活上の課題とともに、県や市町村の取り組みの実際について情報収集し、リ

ソースとのつながりを深め、地域全体で一元化した取り組みの全体像を把握していくことが求められます。

例えば、自宅で暮らしていた認知症高齢者が身体疾患のために急性期病院に入院することになった際に、地域連携室と連携して行う支援について考えてみましょう。

まず、入院となる高齢者には基盤としてフレイル*1 があることを認識しておきましょう。フレイルとは、加齢に伴う様々な機能変化や生理的な予備能力の低下によって、健康障害を招きやすい状態といえます。入院前の外来通院の段階からフレイルを意識しておくことは、せん妄の準備因子に対する予防になり、長期的には身体拘束の予防・低減につながります。

要介護と判定されていなくても、高齢になるほどフレイルになることが多いため、介護予防目的で病院看護師が地域の老人会などの集まりで介護予防に関する健康教育を行うことは、せん妄の背景因子を改善することにつながり、長期的にみると身体拘束の予防となります。

## 身体拘束予防・解除マニュアル/フローシートの作成

認知症ケア加算の算定要件に認知症ケアに関する手順書（マニュアル）の作成・活用が入り、多くの病院で認知症ケアマニュアルが作成されるようになりました。これとともに、身体拘束を予防したり、解除するためのマニ

ュアルやフローシートなども必要です。

図 3-3-2 に大誠会認知症サポートチームが作成した身体拘束ゼロのためのケアマニュアルの一部を示します。このような具体的なケア方法を示したフロー図があると、スタッフは統一したケアを実践できます。

身体拘束を予防・解除するケアは入院する高齢者の状況や疾患などによって異なるため、院内の看護師から身体拘束の予防・解除の成功体験を集めて編集すると、その病院独自のマニュアルが作成できます。身体拘束予防・解除マニュアルやフローチャートを活用することで、身体拘束をしない看護の実現に一歩進むのではないでしょうか。

## スタッフの自発的な取り組みの推進

カンファレンスなどで、身体拘束をせずにケアを行えた成功事例を発表し、スタッフ間で共有することが重要です。事例検討会などを病棟や病院内で定期的に行い、成功体験を共有する機会を提供することで、看護師のやる気や自己効力感が高まります。

スタッフが自発的に研修会に参加したり、自分たちで勉強会を開催できるようにサポートを行うと、スタッフの取り組みもエンパワーメントされます。また、意識の高いスタッフは身体拘束対策チームなどで活動できるように調整することも、モチベーションの維持につながります。

## 取り組みの評価とビジョン達成の確認

身体拘束の低減にあたって、どのような取り組み内容が効果的であったかを評価する必要があります。取り組みの効果を分析し、評価することで、その取り組みを今後も継続す

---

*1 フレイルの一般的な診断基準（Fried らの評価基準）
①筋力の低下（握力）、②活動量の低下（不活発）、③歩行速度の低下、④疲労感、⑤体重減少、のうち、3 項目以上該当した場合をフレイル、1 ～ 2 項目該当した場合を前フレイル（プレフレイル）、該当項目が 0 の場合を健常と判定する。

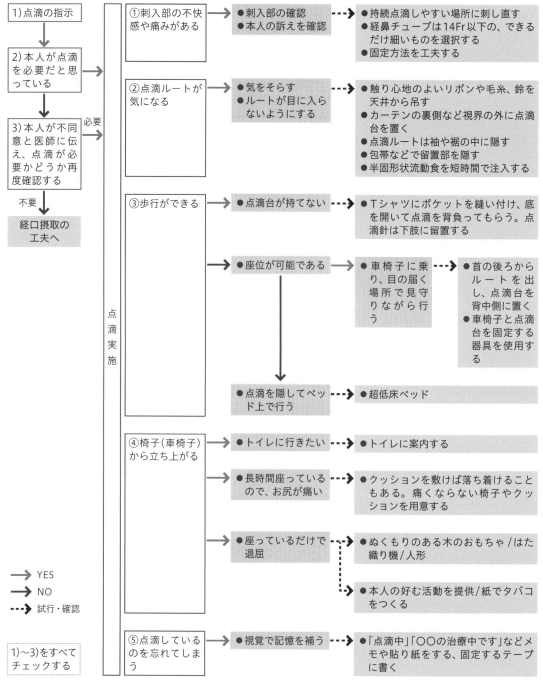

図3-3-2 | 点滴・チューブ等の挿入時の工夫（身体拘束ゼロのためのケアマニュアル）

（山口晴保, 田中志子 監修, 大誠会認知症サポートチーム：身体拘束ゼロの認知症医療・ケア, p.24–25, 照林社, 2000より改変）

べきか否かを判断できます。身体拘束の低減に向けた取り組みの評価に関連した指標を**表3-3-5**に示します。

評価には量的な評価と質的な評価があり、ベンチマークは量的な評価になります。

表3-3-5｜身体拘束の低減に向けた取り組みの評価に関係した指標

| カテゴリー内の項目番号 | 項目名 | 集計単位 | 入力締め日 | 記載/調査方法算定式 | データ記載内容 |
|---|---|---|---|---|---|
| 1 | 病院が実施した認知障害高齢者ケア[*1]に関する総研修時間・参加者数[*2]【ストラクチャー】 | 病院 | 年1回 | 〈病院単位で記載〉病院が実施した認知障害高齢者ケアに関する年間の総研修時間＝①×②認知障害高齢者ケアに関する研修への年間延べ参加者割合＝①÷②×100 <br> ①年間の実施件数 ②1回あたりの平均時間数(分) | 昨年度の年間実施回数　（　　　）回/年<br>研修名称　　　　　（　　　　　　　）<br>対象者レベル　　　（　　　　　　　）<br>参加人数　　　　　（　　　）人<br>院内の総看護師数　（　　　）人<br>1回あたりの平均時間数（　　　）分/回<br>受講できる看護職員：<br>□臨床経験年数等で受講対象が決められている<br>□全看護職員が受講対象である<br>□DVDやe-learningを活用した教育を行っている<br>□その他、個別に受講できる仕組みがある |
| 2 | 看護師が参加した認知障害高齢者ケアに関する研修への年間延べ参加総研修時間・参加者数【ストラクチャー】 | 病院病棟 | 年1回 | 〈看護師対象のアンケート〉認知障害高齢者ケアに関する研修への年間延べ参加者割合＝①÷②×100 | 認知障害高齢者ケアに関する研修に参加しましたか<br>　○はい　○いいえ<br>はいと回答した人の参加回数　（　　　）回<br>研修名称を教えてください（　　　　　　　） |
| 3 | 認知障害高齢者の専門ケアに関する有資格者の人数【ストラクチャー】 | 病院 | 1年間 | 〈病院単位で記載〉 | 老人看護専門看護師　　　　　（　　　）人<br>認知症看護認定看護師　　　　（　　　）人<br>認知対応能力研修受講者　　　（　　　）人<br>認知症ケア専門士　　　　　　（　　　）人<br>介護支援専門員　　　　　　　（　　　）人<br>オレンジプラン・キャラバンメイト受講者<br>　　　　　　　　　　　　　　（　　　）人 |
| 4 | 認知障害高齢者に関する多職種連携会議【プロセス】 | 病院 | 1年間 | 〈看護師対象のアンケートから把握〉 | 認知障害高齢者に関する多職種連携会議<br>　せん妄　　（　　　）回　　その他（　　　）回<br>　認知症　　（　　　）回<br>　転倒・転落（　　　）回<br>　身体拘束　（　　　）回<br>　在宅支援　（　　　）回<br>　薬剤適正化（　　　）回　　合計（　　　）回 |
| 5 | 認知障害高齢者の認知機能やせん妄に関するアセスメントを実施した看護師の割合【プロセス】 | 病院 | 1年間 | 〈病院単位で記載〉 | 【病院】<br>□必要な入院患者に対し、行っている<br>　→どのような患者に対して行うのか明確なルールがある(文章化されている)<br>　　○あり　○なし<br>□病院で推奨されている評価指標があるか<br>　　○あり　○なし<br>□認知機能やせん妄に関する評価指標の名称<br>　・日本語版ニーチャム混乱・錯乱スケール<br>　・せん妄スクリーニング・ツール(DST)<br>　・その他(指標名称：　　　　　　　　) |
| | | 病棟 | 1年間 | 〈看護師対象のアンケートから把握〉 | □必要な入院患者に対し、認知障害高齢者の認知機能やせん妄に関する評価を行った<br>　　○はい　○いいえ<br>□認知機能やせん妄に関する評価指標の名称<br>　・改訂長谷川式簡易知能評価スケール(HDS-R)<br>　・ミニメンタルステート検査(MMSE)<br>　・日本語版ニーチャム混乱・錯乱スケール<br>　・せん妄スクリーニング・ツール(DST)<br>　・その他(指標名称：　　　　　　　　) |

表3-3-5 | つづき

| カテゴリー内の項目番号 | 項目名 | 集計単位 | 入力締め日 | 記載/調査方法算定式 | データ記載内容 |
|---|---|---|---|---|---|
| 6 | 入院患者の認知症・高齢者ケアの有害事象の発生率【アウトカム】 | 病棟 | 四半期 | 〈病院単位で記載〉【せん妄[*3]発症率】入院患者のせん妄発症率＝病棟の入院患者に発症したせん妄の件数÷病棟の在院患者延べ人数×1000（‰）【身体拘束発生率[*4]】入院患者の身体拘束発生率＝病棟の入院患者に発生した身体拘束の件数÷病棟の在院患者延べ人数×1000（‰）【転倒・転落発生率[*4]】入院患者の転倒・転落発生率＝病棟の入院患者に発生した転倒・転落の件数÷病棟の在院患者延べ人数×1000（‰）【転倒及び転落による負傷発生率】①病棟の入院患者に発生した転倒及び転落により負傷した件数②病棟の在院患者延べ人数 | 【せん妄発症率】1か月間に発症したせん妄件数　（　　）件【身体拘束発生率】1か月間に発生した身体拘束件数　（　　）件【転倒・転落発生率】1か月間に発生した転倒・転落件数（　　）件【転倒及び転落による負傷発生率】1か月間に発生した、転倒及び転落により負傷した件数　（　　）件【薬剤の適正化】ベンゾジアゼピン系を含む薬剤の適正化　（　　）件 |

[*1] 認知障害高齢者とは、認知症と診断されていない認知機能の低下や軽度認知障害、せん妄、認知症と診断された高齢者を含む。
[*2] 高齢者・せん妄・認知症などの研修を含む。
[*3] せん妄は急性の脳機能障害、身体疾患、薬物などが原因。短期間のうちに現れる軽度から中等度の意識障害に幻覚、錯覚、不安、精神運動興奮、失見当識などを伴う。発症は急激で日内変動が目立ち、夜間に悪化することが多い（夜間せん妄）。
[*4] 身体拘束発生率および転倒・転落発生率はDiNQLと同じ計算方法とする。

## 1. 労働と看護の質向上のためのデータベース（DiNQL）

日本看護協会で実施しているベンチマークであるDiNQLは、看護職が健康で安心して働き続けられる環境整備と看護の質向上に向けた、看護管理者のデータマネジメントの取り組み（PDCAサイクル）を支援する仕組みです。日本看護協会ではそのツール（道具）として、ベンチマーク評価を行うITシステムを提供しています。

各病院は、インターネット経由で全国の病院から労働と看護の質に関するデータ（人員配置や労働時間、看護実践の内容、患者アウトカ ム等）を収集し、同規模・同機能を備える病院や病棟と比較したベンチマーク評価を行います[2]。特に【身体拘束発生率】【転倒・転落発生率】【転倒及び転落による負傷発生率】の3項目の変化を経時的に評価していくとよいでしょう。身体拘束は転倒・転落予防を目的に行われることが多く、【身体拘束発生率】【転倒・転落発生率】【転倒及び転落による負傷発生率】のバランスを評価していくことが重要です。

また、取り組みの評価に関しても、1年後にまとめて評価するのでは導入プロセスの成果がわかりません。導入期間中は組織が整わ

ないために、【身体拘束発生率】は低下しても、【転倒・転落発生率】や【転倒及び転落による負傷発生率】が増加することもあるかもしれませんが、身体拘束をしなくても転倒・転落発生率がそれほど高くならないことがわかります。数値では評価できない状況の変化などに関しては、病棟看護師、患者や家族にインタビューを行うことで、生の声が聞けると思います。

## 2. せん妄ケアの介入に関するアウトカム指標

　認知症高齢者が入院時にすでにせん妄を起こしている割合は18%に上るとされ、入院中のせん妄の発症率は56%にもなります[3]。また、北川によると、外科手術を受ける高齢者の7割以上にせん妄が生じており、認知機能低下、要介護状態、興奮・焦燥の既往が危険因子であったことが報告されています[4]。せん妄に対して予防的にかかわっていくために、この数値を覚えておきましょう。入院時や術前の段階から、入院中・術後のせん妄発症を想定した対応策を検討し、人的・物理的環境を整えておくことは重要なケアの姿勢といえます。

　せん妄の発症率は、せん妄スクリーニング・ツール（Delirium Screening Tool；DST）[5]、日本版ニーチャム混乱・錯乱スケール（Japanese version NEECHAM Confusion Scale；J-NCS）[6]などを用いると、統一した評価を行うことができます。

　せん妄ケアの介入に関する主なアウトカム指標を**表3-3-6**に示しました。せん妄の発症率や重症度変化、持続期間といった基準だけでなく、身体可動の状況（ADL、歩行状態）、認知機能、合併症、身体拘束の解除、チューブ類の自己抜去や事故の発生などについても

表3-3-6 | せん妄ケアの介入に関するアウトカム指標

| 主要なアウトカム指標 | ●せん妄の発症率<br>●せん妄の重症度変化<br>●せん妄症状の持続期間 |
|---|---|
| その他のアウトカム指標 | ●身体可動の状況（ADL、歩行状態）<br>●認知機能、合併症<br>●身体拘束の解除<br>●チューブ類の自己抜去や事故の発生 |

併せて考慮することで、ケアの効果について詳細に評価することができます。

## 3. アンケート調査、看護記録の活用

　具体的なせん妄への取り組みについての意識や実践の具体的な状況について、アンケートなどにより評価し、病棟内における課題を明確化することも効果的だと考えられます。

　個々のスタッフのせん妄予防・低減に向けてのケアの知識や実践について、危機意識があっても具体的な方法が行われていない場合や、実践していても記録に反映されずに共有化・継続がされていない場合があることなどの課題が明らかになると、次の戦略のビジョンを具体的に考えるヒントとなります。せん妄の予防・低減に向けてのケアについて、看護記録に明文化すること、その結果について評価・分析をすることで、せん妄の予防・低減に向けてのケアの動機づけにもつながります。

[鈴木みずえ、狩野英美]

引用文献
1）松村 明, 三省堂編修所 編：大辞林 第3版, 三省堂, 2006.
2）日本看護協会：DiNQL事業について. https://www.nurse.or.jp/nursing/practice/database/dinql/index.html
3）Inouye, S.K. et al.：Delirium in elderly people, Lancet, 383（8）：911–922, 2014.
4）北川雄一：高齢手術患者における術後せん妄, 日本外科系連合学会誌, 38（1）：28–35, 2013.
5）町田いづみほか：せん妄スクリーニング・ツール（DST）作成, 総合病院精神医学, 15（2）：150–155, 2003.
6）綿貫成明ほか：日本語版NEECHAM混乱・錯乱スケールの開発およびせん妄のアセスメント, 臨床看護研究の進歩, 12：50–54, 2001.

# 認知症看護認定看護師が実践した身体拘束低減のロールモデル

高齢化がますます進行する中で、急性期疾患のために入院を余儀なくされる認知症高齢者が増加しています。急性期病院に認知症高齢者が入院した場合、意思疎通が困難であり、チューブ類の抜去や転倒・転落のリスクが高いことなどから身体拘束が行われるケースも多くあります。看護師は倫理的ジレンマに悩みつつ、ケアを行っているのが現状です。

## 夜勤帯の看護体制の強化

認知症高齢者は入院すると、安静制限による身体機能低下やそれに伴う生活リズムの崩れ、生活環境の変化により、入院生活への支障や、せん妄、認知症の行動・心理症状（BPSD）がみられるため、看護師はそれらの症状を早期に発見し、適切な介入を行うことが重要です。

2018年7月より藤田医科大学病院（以下、当院）ではせん妄ケアの体制づくりを強化し、認知症高齢者がせん妄や認知症の精神症状、BPSDを発症しやすい夜間帯に認知症看護認定看護師を配置しています。認知症看護認定看護師は、夜勤巡視や各セクションからの要請への対応などを行い、夜勤の看護業務の効率化をはかって、夜勤帯におけるせん妄の誘発因子へのケアを手厚くすることで、認知症の精神症状やBPSDが原因で生じる転倒・転落事故や身体拘束の低減を目指しています。

## 認知症コアナース

2019年7月より、認知症高齢者が多く入院する病棟の看護スタッフの中から認知症コアナースを選出し、週2回夜勤帯に輪番制で配置しています。認知症コアナースは現在、院内に5人在籍しており、事例検討会や学習の機会が設けられています。

認知症コアナースは、せん妄症状や認知症の精神症状、BPSDが出現している患者に対してそれぞれの病棟で専門的な看護の実践をしており、夜勤時には夜勤看護長の指示のもと、全病棟での夜勤巡視を行っています。

## 認知症看護認定看護師の夜勤帯配置の効果

認知症看護認定看護師の夜勤帯配置以降の認知症高齢者自立度判定基準（p.76 表3-1-5参照）の割合の変化を図1に示します。患者の内訳は、2018年度はランクⅢ以上が39%でしたが、2019年度上半期は60%がランクⅢ以上であり、夜間帯におけるケアの検討が必要であることがわかりました。

入院直後、緊急入院後、救急病棟から診療科病棟への転棟後の夜勤帯は、せん妄や認知症の生活障害、精神症状、BPSDが出現する可能性が高いと思われます。認知症看護認定看護師が夜勤をしているときに遭遇した転倒・転落事故

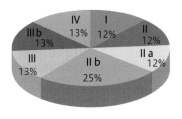

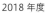

2018 年度

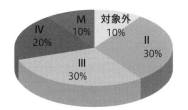

2019 年度上半期

**図1｜認知症看護認定看護師の夜勤帯配置以降の認知症高齢者自立度判定基準の割合の変化**

（藤田医科大学病院 医療の質管理室）

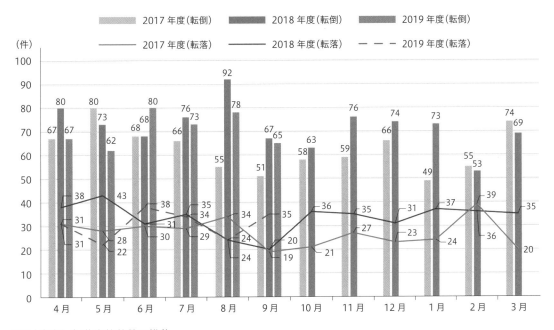

**図2｜転倒・転落事故件数の推移**

（藤田医科大学病院 医療の質管理室）

も、緊急入院後や転棟後に発生したものでした。

病棟看護師は、病棟管理日誌に記されている重症患者や手術患者に対して、十分に注意を払いながら看護実践を行っています。しかし、緊急入院や転棟後の患者については情報が不十分であり、アセスメントに時間を要することがあります。夜勤業務に従事している病棟看護師は、十分とはいえない情報の中、夜勤を行わなければならない現状があります。そこで、夜勤帯に入った認知症看護認定看護師が病棟看護師に、夜勤帯以前に患者にみられた落ち着かない様子や夕食の摂取状況からせん妄の前駆症状に気づく重要性を示し、指示薬の服用や服用後のモニタリング、ベッド周囲の整理整頓、採光、騒音の調整等を病棟看護師と協働して行うようにしました。すると、2019年度はじめには転倒・転落事故件数が低減しました（図2）。しかし、レベル3b以上の有害事象発生に至る事故件数は、今のところ横ばいで推移しています（図3）。

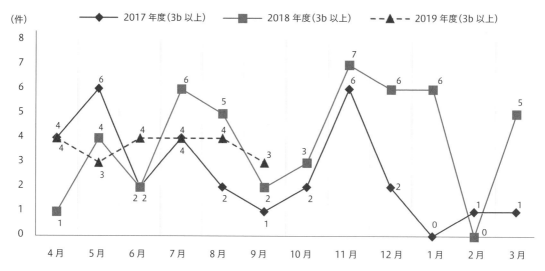

図3 | レベル3b以上の有害事象事故件数

（藤田医科大学病院 医療の質管理室）

＊

　当院では、せん妄や潜在化している認知症に早期に気づき、夜間帯での事故防止に向けて、目の離せない患者や興奮状態にある患者には認知症看護認定看護師と認知症コアナースが付き添い、見守り、話し相手になるなどして、認知症看護体制の強化をはかっています。これからも、認知症高齢者が安全に快適に過ごせる療養環境を、スタッフと共につくり上げていきたいと思います。　　　　　　　　　　　　［加藤滋代］

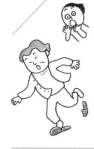

## Memo　転倒は二足歩行をする人間の宿命

　転倒予防のための安全管理として、身体拘束が行われることが多いようです。でも、身体拘束をされたまま、転倒せずに安全に人生の最期まで生きていくことが本当に幸せなのでしょうか。高齢になれば、転ぶのは当然のことです。本人の思いと安全のどちらを優先させるべきなのか、多職種チームで考えてみましょう。

　高齢者が安全に移動できるように、ベッドの高さを調整したり、手すりを設置するなど行動範囲内の環境を整えたり、姿勢維持の訓練や歩行訓練を行ったりすることが転倒予防につながります。

［鈴木みずえ］

# 各種病院での
# 身体拘束低減に向けた取り組み

## 1 ／ 大学病院での取り組み

　浜松医科大学医学部附属病院（以下、当院）は特定機能病院であり、高度急性期病院です。病床数613床、37診療科のもと、2018年度の診療実績は平均在院日数12.1日、病床稼働率87.6%、手術件数7,165件/年、救急車搬送件数4,611件/年であり、入院患者の50%が手術を目的とする65歳以上の高齢者です。

### ▶ 看護部理念の具現化を目指して

　当院看護部の理念は、「Heart：誠実と温かい心で向き合う、Art：自律した看護専門職として寄り添う、Life：尊い命とその人らしさを支える」です。理念を具現化して、個人の尊厳やQOLを大切にし、入院によるADL・認知機能の低下を最小限に留め、安全で安心な医療を提供するため、身体拘束の低減に継続的に取り組んでいます。しかし、在院日数の短縮や、手術件数や高齢者の入院が増加する中で、点滴中のミトン型手袋の使用やスタッフステーションでの患者の見守りなどが目立ち、急性期病院としてのジレンマを抱えている状況でした。

　患者が求める安全と医療安全との隔たりは、組織として向き合うべき課題です。2017年に看護部臨床倫理ワーキンググループを発足させ、倫理的問題への取り組みを強化したことや、看護倫理研修や高齢者ケア研修を開催したこと

などから、身体拘束件数が減ることを期待していましたが、あまり変化がなく、対応方法を模索していました。そのようなときに、「身体抑制ゼロ」を達成した金沢大学附属病院を見学したことは、大きな分岐点となりました。

### ▶ 明確な目標を立て、動機づけをして、看護実践に生かす

　求める成果を出すためには、目標を明確にして、職員が看護に生かせる動機づけをすること、また教育・組織体制の整備、継続的な看護実践、評価を行うことが大切です。

　2018年度の身体拘束低減の目標は、「倫理的視点を深め、適切なアセスメントにより身体拘束ゼロを目指し、患者の安楽をはかる」としました。目標を実現するためには、高齢者ケア・認知症ケアの質も基盤となります。業務委員会は認知症高齢者ケアマニュアルを整備し、理学療法士と考案したベッド上での「らくらく体操」を導入しました。さらに、認知症看護認定看護師と院内デイケアを始めました。また、業務・医療安全・臨床倫理の看護部3委員会による多角的な活動の推進や、多職種によるリエゾンチーム活動など、組織体制の整備を進めました。

　職員教育も重要です。臨床倫理研修を重ねる

とともに、看護管理者研修では看護師長が中心となり、身体拘束やナースコール対応時間等のデータを分析し、部署ごとに課題改善計画を立案して看護実践へと展開しました。

目標報告会で各部署の取り組みの成果と課題を共有したことは、大きな影響がありました。中でも、集中治療部、精神科病棟、NICU が積極的に身体拘束低減に取り組んでいることがわかりました。看護師たちが「拘束」をせざるを得ない治療状況と自分たちが理想とするケアとのジレンマ改善に向けて、たゆまぬ努力をしていることを強く感じています。ある看護師長からは、以前は身体拘束していた患者を、ベッドサイドで交替して見守り続け、拘束しないケアをするようになってきた、と報告がありました。尊厳を大切にするケアが積み重ねられて、看護部全体の意識改革へと拡大している手ごたえを

感じました。

筆者が片山らと行った研究[1]でも、当院の身体拘束件数は有意に減少し続けていました（図1）。また、看護師の倫理的行動の増加は、仕事意欲を高めることにもつながる可能性が示されました。

身体拘束ゼロへの取り組みは今後も看護管理者の責務であり、やり遂げる強い覚悟が必要です。

### ▼ 看看ネットワークで身体拘束ゼロを推進

看護部は、「浜松みかんプロジェクト」として、「人・質・連携」の魅（み）力ある看（かん）護で全世代型地域包括ケアシステムの推進に取り組んでいます。地域の2つの急性期病院に働きかけて、共同で身体拘束低減のための取り組

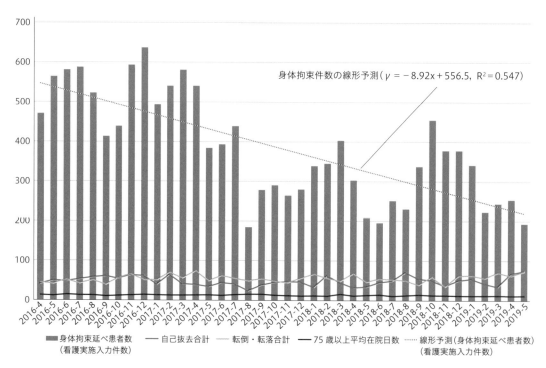

身体拘束件数の線形予測（$y = -8.92x + 556.5$, $R^2 = 0.547$）

■身体拘束延べ患者数（看護実施入力件数）　—自己抜去合計　—転倒・転落合計　—75歳以上平均在院日数　……線形予測（身体拘束延べ患者数）（看護実施入力件数）

図1｜　身体拘束件数等の経時的変化
　　　（片山はるみほか；A病院における身体拘束低減の取り組みと成果に関する統計学的検証. 第23回日本看護管理学会抄録, 2019）

みについての公開研修を行いました。

　今後も、地域住民の健康の延伸のために地域で連携し、尊厳あるケアに向き合い、信頼される病院として、身体拘束ゼロに向けた取り組みを推進していくことが大切だと考えています。

[鈴木美恵子]

## 2 ／ 地域基幹病院での取り組み

　藤枝市立総合病院（以下、当院）は、静岡県中部に位置する藤枝市で高度急性期・急性期医療を提供する564床の総合病院です。救命救急センターや地域がん診療拠点病院の指定を受け、「救急」と「がん」に強い病院として、地域医療に貢献しています。

　藤枝市の人口は、2019年4月時点で14万5000人、65歳以上の高齢化率は29.4%です。この10年間で6.8%伸びており、2025年には31.7%になると予測されています。当院に入院する患者も高齢者が多く、2018年度は、65歳以上が77.2%を占めていました。

### 身体拘束をしないケアに向けてのビジョンの作成

　2017年4月、救命救急センターの開設を待ち、当院はようやく認知症ケアの質向上に向けて体制整備することを表明しました。それまで当院では、入院直後や手術前後の環境の変化に混乱した高齢患者の言動や行動に振り回され、病棟によっては、スタッフステーションに安全ベルトと称した拘束帯を着けた患者が1〜2人、車いすに座っている状況でした。

　そこで、看護部のビジョンを「認知症をもつその人に寄り添った優しい看護部を目指す」とし、認知症ケアの体制を整備しました。認知症を理解し、寄り添ったかかわりをすることで、認知症高齢者に安心を与え、認知症の行動・心理症状（BPSD）の低減につなげることで、ゆとりをもった医療や看護の提供ができることを強調しました。それは、適切なケアにより身体拘束をしない看護に近づけることを期待したものでした。

### ビジョンを展開するための具体的な方針の検討

　2017年9月、体制構築の要となる看護師長を選出し、当時看護副部長であった筆者と共に、静岡県看護協会で開催された「認知症ケア体制構築推進者研修」を受講しました。また、看護部全体の教育が必要と感じたことから、認知症ケア研修を開催しました。

　そして、体制整備に向けて、看護師長・主任からなる5人で認知症ケア体制構築プロジェクトチームを立ち上げ、マニュアル作成を進め、入院時の認知機能評価をもとに認知症に対する看護計画立案を強化しました。

　当院では、NANDA看護診断で看護計画を立案しており、常に何が要因で看護に関する問題が起きているのかを考える教育を行っています。そのため、認知症をもつ人に出現している個々の症状の要因に着目し、個別の詳細な看護計画を立て、最終的に身体拘束が必要か否かを表記することとしました。

### 取り組みの評価とビジョン達成の確認

　「認知症ケア加算2」算定開始から1年後の2019年6月、当院の一般病棟の身体拘束率（DiNQLより）は6.6%という結果でした。プロジェクトチームによる運用の評価では、対象者に認知症ケアの看護計画が立案されたのは68%であり、運用が定着していないことがわかり

ました。

　当院の認知症ケアの質向上に向けた取り組みは急ピッチで進んでいますが、まだまだ発展途上であるといえます。2019年4月より各部署の代表による認知症ケアリンクナース会が組織化され、2019年7月には、認知症看護認定看護師が2人誕生しました。医師の研修受講後の10月には、認知症ケア加算1の算定が開始されたことから、新たな体制で認知症ケアの質が向上できると確信しています。適切な認知症ケアは、認知症高齢者に安心を与え、BPSDの低減につながり、その結果、ゆとりをもった医療や看護の提供ができると考えています。

　当院では、各部署で毎月「倫理カンファレンス」が開催されています。その報告では、身体拘束の実施について、安全と尊厳の優先度を検討しながらも、多くの看護師が倫理的ジレンマを感じていることが伝わってきます。認知症をもつその人に寄り添った取り組みを継続することで、認知症をもつ人の尊厳を重視し、身体拘束のない看護現場になっていると信じ、活動を進めています。　　　　　　　　　[達家好美]

## 3 ／ 小規模病院での取り組み

　東京ふれあい医療生協 梶原診療所（以下、当院）は、一般病床機能をもつ19床の有床診療所です。かかりつけ医療機関として、地域住民が求める医療を提供し、住み慣れた地域で暮らし続けられるように支えることをミッションとしています。入院患者の平均年齢は83.2歳（SD = 10.9）、認知症を併せ持つ患者は平均72%です（2019年度上半期）。

### 梶原診療所病棟のポリシー

　複雑な病態と多様な臨床像、人生背景をもつ認知症高齢者を回復に導き、再び元の暮らしに戻れるまでの過程を支援するために、当院では認知症高齢者を多職種チームで包括的に支援しています。あらゆる身体拘束は実施しないと開棟時から決めており、ミトン型手袋や抑制帯、つなぎの服などは設置せず、認知症高齢者の心身の回復を促し、尊厳を損なうことなく退院へ向けて支援しています。

### 高齢者が安心して療養できる環境

　認知症高齢者が安全に、かつ安心して療養できるように、専門的環境支援指針（Professional Environmental Assessment Protocol；PEAP）[2]を参考に、個々の認知症高齢者に応じて療養環境を改善し、日常生活自立度の向上を目指しています。

　夜間に尿意で起き上がり、転倒・転落リスクの高い認知症高齢者の事例では、家族から自宅の生活環境の情報を得て、ベッドからトイレまでの移動方法を検討し、ベッド周辺の配置を変えたことで、夜間でも安全にトイレまで移動して排尿をすませ、朝まで熟眠できるようになりました。

### 多職種チームによる実践

　当院の多職種チームは、医師、看護師、介護士、理学療法士、作業療法士、言語聴覚士、管理栄養士、薬剤師、社会福祉士で構成されています。平日は毎日カンファレンスを実施し、高齢者総合的機能評価（Comprehensive Geriatric Assessment；CGA）[3]に基づいて排泄、栄養、摂食・嚥下、転倒、皮膚統合障害、認知機能の視点で、疾患を含めた個人の全体像をアセスメントし、チームの目標を設定します。CGAは、入院時より多職種で定期的に評価でき、専門職

が目標の共有と連携の促進をはかることで、治療困難な事例でも QOL が向上するなどのメリットをもつ評価指標です（p.118 **Memo** 参照）。

　嚥下機能障害により食事を十分に摂れない認知症高齢者の事例では、嚥下機能評価の結果に基づいて支援方法をチームで検討しました。必要な栄養を摂取できるよう、入院前に食べていた家族の手づくりゼリーを補食してもらい、心理的満足感を高めました。また、顕性誤嚥を予防するため、食事中のポジショニングを工夫しました。そして、病棟スタッフと会話をする機会を多くもち、好きな唱歌をいっしょに歌うなど日常生活の中で訓練を続けた結果、徐々に食事摂取量が増え、夜間に食べ物を探して歩き回ることはなくなりました。

### ▶ 評価とまとめ

　CGA 項目ごとに週 1 回、チームメンバーが中心となって振り返りを行います。せん妄やBPSD の発症予防・改善、および転倒や点滴抜去の予防などの効果を評価し、改善案を話し合って実践につなげます。

　認知症高齢者は、病態の回復や症状の緩和、日常生活行動の拡大とともに、穏やかになり感情の表出が豊かになってきます。退院時は家族から「身体拘束されなかったので安心できた」と感謝の言葉をかけられ、病棟スタッフはやりがいをもって日々のケアを行っています。

※梶原診療所病棟は、2020 年 3 月より休止となりました。

[松尾良美]

**引用文献**
1 ）片山はるみほか：A 病院における身体拘束低減の取り組みと成果に関する統計学的検証, 第 23 回日本看護管理学会抄録, 2019.
2 ）ケアと環境研究会：認知症高齢者への環境支援のための指針 PEAP 日本版 3, 改訂 4 版, 2005.
http://www.kankyozukuri.com/pdf/peap-ja-34.pdf
3 ）鳥羽研二 監修：高齢者総合的機能評価ガイドライン, p.32–40, 厚生科学研究所, 2003.

高齢者総合的機能評価（CGA）は、高齢者の心身の状態について、医学的評価だけでなく、生活機能、精神機能、社会・環境（生活環境、介護環境、人間関係）の3つの面から総合的にとらえて評価を行う方法です。標準版と、短時間で行うスクリーニングに使用できる簡易版（CGA7；表）があります。外来や入院時に実施し、アセスメントした内容をケアに生かしていくことができます。

［鈴木みずえ］

表｜高齢者総合的機能評価（CGA7）看護師用*

| No. | CGA7の質問 | 評価内容 | 成否と解釈 | 次へのステップ |
|---|---|---|---|---|
| ① | ［外来・入院時］<br>看護師が挨拶してから、認知症高齢者の「おはようございます」「こんにちわ」などの挨拶を待つ | 意欲 | 正：自分から進んで挨拶する<br>否：意欲の低下 | Vitality index |
| | ［入院患者・施設入所者］<br>「ご自分で毎朝起きることができますか？」 | | 正：自ら定時に起床する<br>否：意欲の低下 | |
| ② | a「年はおいくつですか？」<br>b「今日は何月何日ですか？」<br>c「私たちが今いるところはどこですか？」<br>d「今年でおいくつになられましたか？」 | 認知機能 | 5秒おいて「家ですか？病院ですか？施設ですか？」の中から正しい選択ができた<br>正：可能（できなければ④は省略）<br>否：復唱ができない ⇒ 難聴、失語などがなければ中等度の認知症が疑われる | MMSE<br>HDS-R |
| ③ | ［外来患者］<br>「ここまでどうやって来ましたか？」 | IADL | 正：自分でバス、電車、自家用車を使って移動できる<br>否：付き添いが必要 ⇒ 虚弱か中等度の認知症が疑われる | IADL |
| | ［入院患者・施設入所者］<br>「ふだんバスや電車、自家用車を使ってデパートやスーパーマーケットに出かけますか？」 | | | |
| ④ | 「先程覚えていただいた言葉を言ってください」 | 認知機能 | 正：ヒントなしで全部正解。認知症の可能性は低い<br>否：遅延再生（近時記憶）の障害 ⇒ 軽度の認知症が疑われる | MMSE<br>HDS-R |
| ⑤ | 「お風呂は自分1人で入って、洗うのに手助けは要りませんか？」 | 基本的ADL | 正：⑥は失禁なし、もしくは集尿器で自立。入浴と排泄が自立していれば他の基本的ADLも自立していることが多い<br>否：入浴、排泄の両者が× ⇒ 要介護状態の可能性かが高い | Barthel index |
| ⑥ | 「失礼ですが、トイレで失敗してしまうことはありませんか？」 | | | |
| ⑦ | 「自分が無力だと思いますか？」 | 情緒・気分 | 正：無力だと思わない<br>否：無力だと思う ⇒ うつの傾向がある | GDS-15 |
| ⑧ | 「過去1年間に転倒しましたか？」<br>転倒した人に「そのとき、骨折をしましたか？」 | 転倒 | あり<br>なし | 転倒リスク |
| ⑨ | 「以前に入院したことがありますか？」<br>「そのとき、興奮されたり、意欲が減退することなどはありませんでしたか？」 | せん妄 | | せん妄リスク |

*看護師用として、CGA7の7項目に筆者が2項目を加えた。
MMSE：ミニメンタルステート検査, HSD-R：改訂長谷川式簡易知能評価スケール, IADL：手段的日常生活動作, GDS-15：老年期うつ病評価尺度

（日本老年医学会 編：健康長寿診療ハンドブック―実地医家のための老年医学のエッセンス, 2011 /
鳥羽研二：高齢者総合的機能評価ガイドライン, 日本老年医学会雑誌, 42：177–180, 2005を参考に筆者作成）

**Memo** | **タクティール®ケアによる癒しの効果**

　タクティール®ケアはマッサージとタッチの中間のようなケアで、術者の手で相手の手を温かく包み込むことで、安心して穏やかな気持ちになることができます。術者が触れた手によって鎮静効果のあるオキシトシンが分泌し、それによって痛みを脳に伝えるゲートが閉じて痛みを和らげます（図1）。

　認知症高齢者にタクティール®ケアを6週間行ったところ、攻撃性が低下したとの報告もあります（図2）。夜眠れない高齢者の安眠にもつながります。ぜひ実践してみてください。

[鈴木みずえ]

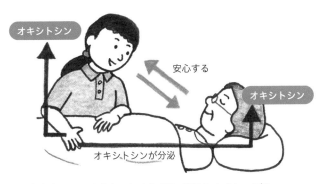

図1│タクティール®ケアにより痛みが和らぐメカニズム

（木本明恵：認知症がある人へのタクティール®ケア．金森雅夫編：認知症 plus 予防教育，p.185，日本看護協会出版会，2020）

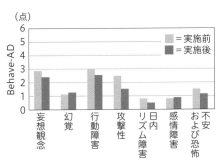

タクティール®ケアを6週間行ったグループ

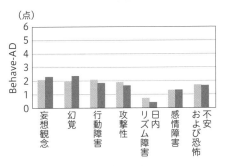

通常のケアを行ったグループ

図2│認知症の行動・心理症状（BPSD）に対するタクティール®ケアの効果

（Suzuki, M. et al. : Physical and psychological effects of 6-week tactile massage on elderly patients with severe dementia, Am J Alzheimers Dis Other Demen, 25（8）: 680–686, 2010 をもとに作成）

# 認知症看護レベル別評価表を活用した身体拘束低減への取り組み

岐阜県の羽島市民病院（以下、当院）は、一般病床281床の地域の中核病院です。「心の通う医療を通じて地域に貢献します」を病院理念としています。

## 認知症サポートチームとリンクナース

当院では認知症ケアへの取り組みとして、2018年より認知症ケア加算1を開始し、週1回の認知症サポートチーム（DST）ラウンドを行っています。また、看護部としては、各病棟と外来にリンクナースを配置し、各部署のリンクナースはDSTと連携して、現場のリーダーとなってスタッフ指導を行っています。

2019年度、DST介入患者の身体拘束についての現状把握を行ったところ、DST介入時に身体拘束を実施していた患者について、77％が解除できており、身体拘束解除にはカンファレンスや勉強会の開催といったリンクナースの活動が影響していることが病棟師長へのインタビューから明らかになりました。

## 認知症看護レベル別評価

当院では、レベルⅠ～Ⅴの「認知症看護レベル別評価表」（表1）を作成しており、リンクナースはレベルⅣを目指しています。評価は自己評価と他者評価に分かれ、レベルⅣ以上の他者評価は認知症看護認定看護師が行っています。

リンクナースの評価時には、認知症看護認定看護師が、実際の事例をもとにアセスメントやかかわり方、スタッフへの指導内容について確認しています。認知症看護認定看護師として、リンクナースの実践の根拠を言語化し、成果を承認することは、リンクナース自身の内発的動機づけや自信となり、実践・指導につながるサポートとなっていると感じています。「認知症看護レベル別評価表」については、今後、課題を踏まえて見直しを行い、さらに人材育成に生かしていきたいと考えています。

＊

良質なケアの提供とリスクを最小限に留めることは表裏一体ですが、リスクを回避するために看護を行うのではなく、良質なケアを提供する中でリスクを踏まえて判断し、その結果、リスク回避につなげる看護管理を目指すことが重要[1]だといわれています。当院でも、リスク回避の対策が患者の行動の制止につながっていることがありますが、リンクナースの活動により、患者の行動の意味を考え、寄り添うことができるようになっていることは、良質なケアへの第一歩を踏み出せたのではないかと感じています。今後もこのような重要な役割を担うリンクナースと共に良質なケアを目指し、活動していきたいと考えます。　　　　　　　　　　　　［髙坂香奈子］

引用文献
1）鈴木みずえ：認知症plus転倒予防─せん妄・排泄障害を含めた包括的ケア, p.134, 日本看護協会出版会, 2019.

表1｜認知症看護レベル別評価表

| レベル | 行動目標 | 実践 | 自己評価 | 他者評価 |
|---|---|---|---|---|
| I | 認知症患者に配慮したコミュニケーションがとれる | 患者の視野に入る位置からアイコンタクトをとり、笑顔で接することができる | | |
| | | 患者の反応を待ってからケア・処置を行うことができる | | |
| | | 患者の行動を否定せず、何をしたいのか確認することができる | | |
| | | 一方的な声かけ・指示ではなく、患者の思いを聴くことができる | | |
| | 入院時スクリーニングシート、再評価、退院時評価が正しく入力できる | 電子カルテ運用マニュアルに沿って入院時スクリーニングシート、再評価、退院時評価が入力できる | | |
| | 助言を受けながら情報収集を行い、ケースカンファレンスで情報を提供できる | 以下を理解し、認知症高齢者の日常生活自立度判定ができる | | |
| | | 1. 認知症と年齢相応のもの忘れの違いが理解できる | | |
| | | 2. 認知症のIADLへの影響について理解できる | | |
| | | 3. 中核症状について理解できる | | |
| | | 4. BPSDについて理解できる | | |
| | | 5. 認知症の着替え・食事・排泄への影響について理解できる | | |
| | | 6. せん妄について理解できる | | |
| II | 認知症患者に配慮したコミュニケーションがとれる | 患者の視野に入る位置からアイコンタクトをとり、笑顔で接することができる | | |
| | | 患者の反応を待ってからケア・処置を行うことができる | | |
| | | 患者の行動・表情などから、何をしたいのかアセスメントできる | | |
| | | 一方的な声かけ・指示ではなく、患者の思いを聴くことができる | | |
| | 入院時スクリーニングシート、再評価、退院時評価が正しく入力できる | 電子カルテ運用マニュアルに沿って入院時スクリーニングシート、再評価、退院時評価が入力できる | | |
| | アセスメント（SOAP記録）をもとに、ケースカンファレンスで必要な情報を提供できる | 以下の情報より、認知症高齢者の日常生活自立度判定ができる | | |
| | | 1. 認知症と年齢相応のもの忘れの違いについてアセスメントできる | | |
| | | 2. 認知症のIADLへの影響についてアセスメントできる | | |
| | | 3. 中核症状についてアセスメントできる | | |
| | | 4. BPSDについてアセスメントできる | | |
| | | 5. 認知症の着替え・食事・排泄への影響についてアセスメントできる | | |
| | | 6. せん妄についてアセスメントできる | | |

表1 | つづき

| レベル | 行動目標 | 実践 | 自己評価 | 他者評価 |
|---|---|---|---|---|
| III | 認知症患者に配慮し、わかりやすいコミュニケーションの工夫ができる | 患者の行動・表情などから、何をしたいのかアセスメントできる | | |
| | | 一方的な声かけ・指示ではなく、患者の思いを聴くことができる | | |
| | | 患者本人に伝わるコミュニケーションを工夫できる(わかりやすい言葉、文字、ジェスチャー、イラストなど) | | |
| | 入院時スクリーニングシート、再評価、退院時評価について指導できる | 電子カルテ運用マニュアルに沿って入院時スクリーニングシート、再評価、退院時評価について指導できる | | |
| | アセスメント(SOAP記録)・看護計画をもとに、ケースカンファレンスで個別的なケアについて説明できる | 以下の情報より、認知症高齢者の日常生活自立度判定について指導できる | | |
| | | 1. 認知症と年齢相応のもの忘れの違いについてアセスメントできる | | |
| | | 2. 認知症のIADLへの影響についてアセスメントできる | | |
| | | 3. 中核症状についてアセスメントできる | | |
| | | 4. BPSDについてアセスメントできる | | |
| | | 5. 認知症の着替え・食事・排泄への影響についてアセスメントできる | | |
| | | 6. せん妄についてアセスメントできる | | |
| IV | 認知症患者に配慮し、わかりやすいコミュニケーションについて指導できる | 患者の視野に入る位置からアイコンタクトをとり、笑顔で接することができる | | |
| | | 患者の反応を待ってからケア・処置を行うことができるよう指導できる | | |
| | | 患者の行動・表情などから、何をしたいのかアセスメントできる | | |
| | | 一方的な声かけ・指示ではなく、患者の思いを聴くことができるよう指導できる | | |
| | | 患者本人に伝わるコミュニケーションについて指導できる(わかりやすい言葉、文字、ジェスチャー、イラストなど) | | |
| | 入院時スクリーニングシート、再評価、退院時評価について指導できる | 電子カルテ運用マニュアルに沿って入院時スクリーニングシート、再評価、退院時評価について指導できる | | |
| | アセスメント(SOAP記録)・看護計画をもとに、ケースカンファレンスで予防的なかかわりについて説明できる | 以下の情報より、認知症高齢者の日常生活自立度判定について指導できる | | |
| | | 1. 認知症と年齢相応のもの忘れの違いについてアセスメントできる | | |
| | | 2. 認知症のIADLへの影響についてアセスメントできる | | |
| | | 3. 中核症状についてアセスメントできる | | |
| | | 4. BPSDについてアセスメントできる | | |
| | | 5. 認知症の着替え・食事・排泄への影響についてアセスメントできる | | |
| | | 6. せん妄についてアセスメントできる | | |
| | データをもとに部署の現状と課題について説明できる | 部署内の認知症高齢者の日常生活自立度判定の確認とデータ化ができる | | |

| レベル | 行動目標 | 実践 | 自己評価 | 他者評価 |
|---|---|---|---|---|
| | 部署課題をもとに部署内の研修ができる | 部署内研修の講師ができる | | |
| V | 認知症患者に配慮し、わかりやすいコミュニケーションについて指導できる | 患者の視野に入る位置からアイコンタクトをとり、笑顔で接することができる | | |
| | | 患者の反応を待ってからケア・処置を行うことができるよう指導できる | | |
| | | 患者の行動・表情などから、何をしたいのかアセスメントできる | | |
| | | 一方的な声かけ・指示ではなく、患者の思いを聴くことができるよう指導できる | | |
| | | 患者本人に伝わるコミュニケーションについて指導できる(わかりやすい言葉、文字、ジェスチャー、イラストなど) | | |
| | 入院時スクリーニングシート、再評価、退院時評価について指導できる | 電子カルテ運用マニュアルに沿って入院時スクリーニングシート、再評価、退院時評価について指導できる | | |
| | 計画的にケースカンファレンスを行い、指導できる | 以下の情報より、認知症高齢者の日常生活自立度判定について指導できる | | |
| | | 1. 認知症と年齢相応のもの忘れの違いについてアセスメントできる | | |
| | | 2. 認知症のIADLへの影響についてアセスメントできる | | |
| | | 3. 中核症状についてアセスメントできる | | |
| | | 4. BPSDについてアセスメントできる | | |
| | | 5. 認知症の着替え・食事・排泄への影響についてアセスメントできる | | |
| | | 6. せん妄についてアセスメントできる | | |
| | データをもとに部署の現状と課題について説明できる | 部署内の認知症高齢者の日常生活自立度判定の確認とデータ化ができる | | |
| | 部署内教育のマネジメントができる | 部署課題をもとに部署内の研修について指導できる | | |

| 振り返り | アドバイス |
|---|---|
| | |

[評価] 3：できる(自ら実践できる)、2：努力を要する、1：できない

(羽島市民病院)

# Q&A

# 身体拘束に関して臨床現場で困っていること、悩んでいること

　Q1・Q2では、臨床現場でよくみられる困りごとに対して、聖隷三方原病院F5病棟の看護師がどのように考え、ケアを実践しているのかをご紹介します。

　F5病棟は、整形外科を主科とする病棟です。大腿骨頸部（転子部）骨折で緊急入院する患者が多く、入院患者の約7割を75歳以上が占めています。2016年度から、認知症・せん妄ケアサポートチーム（認知症ケア加算1取得）と共に、認知症や認知機能低下のある患者へのケアの充実に取り組んできました。患者がどうしたいのか、何をしたいのか、行動の理由や希望を聴くこと、生活状況や好きなことについて本人や家族等から情報を得て、入院生活でできることを探し、いっしょに取り組むことを大切にしています。このような取り組みの結果、身体拘束は最小化されています。

## Q1
夜間におむつを外して「放尿」してしまうので、つなぎを着用している患者がいます。どうすればよいでしょうか？

Ⓐ 排尿間隔や尿意を感じたときの患者の行動をよく観察し、トイレへ誘導することが基本です。しかし、タイミングが合わず「放尿」を防げない場合もあります。「放尿」後に着替えやシーツ交換をしながら、「尿意を感じたらトイレを探し、パンツを脱いで排尿するよね」と患者本人や看護師同士で話すことがあります。すると、患者の「放尿」という行動の理由が腑に落ちます。また、患者は「放尿」後に眠っていることが多く、困った様子はあまり見受けられません。困っているのは実は、看護師の業務が煩雑になることではないでしょうか。

　2016年度以降、F5病棟では患者につなぎを使用することはなくなりました。その人の行動をよく観察し、察知してトイレに誘導するようにしています。もしタイミングが合わなくても、患者が不快にならないようおむつをすぐに交換し、そのときの様子を振り返り、誘導のタイミングを看護師間で検討して共有しています。

　つなぎを使用しないことに当初は困難を感じる看護師もいました。しかし、「放尿」を防ぐことに労力を費やすよりも、その行動の意味を考えてケアを提供したほうが、患者も穏やかに過ごすことができ、看護師自身もケアのしやすさを実感できるようになりました。その経験の積み重ねが、患者の行動を制止せず、その人の視点に立った現在のケアにつながっていると考えます。

[廣川直子]

## Q2

転びやすい患者に車いすのベルトを使用しています。どうしたら外せますか？

Ⓐ 患者が動こうとしているときには、その理由を尋ねます。本人は行動の目的が達成できれば、何度も繰り返し立ち上がったり、そわそわしたりすることもなくなります。しかし中には、行動の理由をうまく訴えることができない患者もいます。そのときには、トイレや部屋に行きながら、患者の訴えをキャッチしようと試みます。

転倒リスクの高い患者の情報は、申し送り時や日常的なスタッフ間のコミュケーションにより共有します。そして、看護師、看護補助者、クラーク、医師を含めたスタッフ全員が意識し、協力しながら見守ります。患者の好きなことや趣味について情報収集し、興味をもって集中して取り組めることを探し、塗り絵をしたり、音楽を聞いていっしょに過ごします。

F5病棟では、2015年頃から院内の「身体拘束（抑制）のガイドライン」を用いて、身体拘束について改めて考える勉強会やカンファレンスを積み重ねてきました。その後も日々のケアの中で、身体拘束ではなく、病棟スタッフが協力して患者を見守るという方法を繰り返し実践してきました。その結果、患者がより穏やかに過ごせることが転倒予防につながるということに看護師自身が気づき、協力して見守るという風土が根づいたのだと考えます。それが車いすのベルト（身体拘束）をせずに、患者が安心・安全に入院生活を送ることにつながっているのだと思います。　　　　　　　　　　［青山佐智代］

Q3～Q15では、院内や院外研修等で相談を受けることが多い困りごと・悩みごとについて、認知症看護認定看護師の髙柳容子さんがお答えします。

## Q3

皮膚を掻きむしる患者にミトン型手袋（以下、ミトン）を装着しています。掻痒感に対する治療はコストがかかるので、当院では行っていません。ミトン装着が本当に患者のためなのか、きちんと治療ができないのか、疑問を感じます。

Ⓐ 掻きむしって皮膚を傷つけることが本人にとって苦痛になるという以前に、掻痒感があること自体が苦痛です。掻痒感を取ってあげることで、患者はかゆみからもミトンによる拘束からも解放されるのであれば、勇気をもって、まず解除後の対応法（治療だけでなく、看護も含めて）を検討したいということを提案してみてはいかがでしょうか。ミトンという拘束を始める前に、本人がなぜそのような行動（掻きむしる）をするのかを本人の立場に立って考える姿勢が重要です。「本当に患者のためのミトンなのか」という素朴な疑問を大切にして、ぜひスタッフ間で共有していただきたいと思います。

## Q4

点滴や栄養チューブを挿入している患者にミトンを装着しているのですが、四肢が拘縮していて点滴や栄養チューブを抜去できない人にも使用しています。おかしいと思っても、抜去されたときの責任をとりたくないので、誰も解除しようとしません。

Ⓐ 身体拘束をしていることにもやもやを感じ

ていながらも、やめようと言い出せない理由の1つが、「○○さんが拘束をやめたから、チューブを自己抜去された」と言われることでしょう。しかし、自己抜去の可能性がない患者に関しては、根拠を示して解除を提案したほうがよいと思います。必要であればリハビリテーション担当者に評価を依頼するのも一案です。

責任を追及されることに関しては、拘束の解除はスタッフ個人の見解ではなく、ケアチーム全体の見解であることを示すことが重要です。そのためには上司を巻き込んで、事前に「身体拘束を減らそう」という方向性を打ち出しておくとよいでしょう。

## Q5

1回チューブを抜去した経験があったり、チューブを触ろうとする患者には、必ずミトンを装着させています。「絶対にチューブを抜去させてはいけない」という風潮があるのですが、なんとかならないでしょうか？

Ⓐ チューブ類の自己抜去は治療の遅延にもつながるのでできれば避けたいことですが、その防止策として即、身体拘束という考え方を変えていきたいですね。「なぜ自己抜去したのか」「なぜチューブに触るのか」をスタッフで検討できるとよいのですが、すぐにできないようであれば、「こういうときはチューブに触ることがないみたい」「この固定は本人の違和感が少ないみたい」など、自分が観察したことや工夫したことを周囲に発信しつつ、同じような思いをもつスタッフを増やしていくことが効果的だと思います。

## Q6

看護師の中には、何が身体拘束で、何がそうでないのかが区別できず、病棟でふだんから行われているという理由で、ミトンの装着に疑問をもたない人がほとんどです。そのような看護師に対して、どのような研修をしたらよいでしょうか？

Ⓐ それぞれの病院で身体拘束に関する基準があると思いますので、スタッフがそれをどの程度理解しているのか、調べてみてください。基準があることは知っていても、その内容までは理解していないこともあります。ミトンは治療の一環として行われている行為であって、それが身体拘束だとは気づいていないのかもしれません。

まずは自施設での身体拘束の基準をスタッフ全員に周知することが必要ですが、ただ単に「これは基準で決められているから身体拘束になります」と言うのではなく、なぜ身体拘束を減らす必要があるのかについて理解できるような研修内容にすることが大切です。自分自身が様々な身体拘束をされる体験をしてみると、どの拘束ならば比較的動作の自由度が高いかを比べることができ、実践に役立つと思います。

## Q7

身体拘束をしたくないので上司を説得して拘束具を外したところ、解除直後に転倒やチューブ抜去が起こってしまいました。上司は「それみたことか」と、再度、身体拘束を開始しました。身体拘束を廃止するにはどうすればよいでしょうか？

Ⓐ 現場で身体拘束を減らしていくためには、成功体験の積み重ねがいちばんよい方法だと思いますが、解除直後に転倒やチューブ類の自己

抜去が起こると、せっかくの取り組みが後退してしまい、とても残念です。「なぜ転倒や自己抜去が起きてしまったのか」「ほかにどのような工夫ができたのか」などを検証して、他のスタッフに発信してみてはいかがでしょうか。失敗は成功への足がかりであり、成功や失敗の積み重ねが認知症ケアを向上させていきます。また、経験を共有することで、他のスタッフの意識も変わっていくことが期待されます。めげないで前進していただきたいと思います。

## Q8

夜勤帯は看護師の人数が少なく、対応しなければならない患者の人数が多いので、離床センサーやナースコールが同時に鳴ることもしばしばです。転倒リスクが高かったり、チューブを抜去しそうな患者には身体拘束をしないと、夜間は業務が回りません。

Ⓐ 身体拘束をせずに転倒やチューブ類の自己抜去を防ぐには、個別対応が最も重要です。認知症のある患者→事故防止→身体拘束と安易に考えず、その人の性格や行動特性、生活歴、認知機能を含めた身体状況をしっかりアセスメントした上で、必要なケアを先手先手で提供できると、センサーコールへの対応や、不要な身体拘束を減らすことができるのではないでしょうか。

夜勤帯に入ってからではなく、日勤帯のうちに他のスタッフからも情報を集め、対応方法を検討しておく必要があります。1人の患者に個別的にかかわることで一時的には時間をとられますが、結果的には事故が回避できて、業務がスムーズに回るということもあります。また、夜勤帯は同勤務者に事前に協力依頼をしておくことも大切です。

## Q9

患者にきちんと説明したり、アイコンタクトを行うことで認知症の行動・心理症状（BPSD）はかなり改善することを実感しています。しかし、そのようなケアに理解のない看護師が対応すると、患者の症状が悪化して、すぐに身体拘束をされてしまいます。

Ⓐ 身体拘束を減らすには、個人の努力だけでは限界があります。自分にかかわる看護スタッフが皆同じように自分を大切にしてくれるということが実感できると、認知症の患者は安心して治療が受けられます。だからこそ、認知症ケア力の底上げや、パーソン・センタード・ケアが叫ばれているのだと思います。

認知症ケアを学んだスタッフが、学んだことをそれぞれの現場で実践し、評価することを積み重ねていくことで、ケア力の底上げや身体拘束の減少につながっていきます。認知症のある患者としっかり向き合っている姿は、意外と他のスタッフも見ているものです。

## Q10

栄養チューブなどは医師が挿入することになっています。自己抜去されると「管理が悪い」と言われるので、身体拘束をせざるを得ない状況です。身体拘束しない看護を医師にどのように理解してもらえばよいでしょうか？

Ⓐ 医師に理解を求めるためには、データ等に裏打ちされた根拠が重要になってくると思います。ただ単に「倫理的に拘束はしたくない」と言っても、納得してもらえません。「なぜ拘束をやめたいのか」「拘束をしないためにどのような工夫をしているのか」「自己抜去した場合

の対応をどうするか」などについて、医師に根拠に基づいて十分に説明し、医師側の意見を聞く機会をもつことが大事だと考えます。ここでいう根拠とは、身体拘束を行うことによる弊害のことです。（p.74 表 3-1-3 参照）

## Q 11

興奮したり、大声を出すことで他の患者に迷惑をかける患者には向精神薬が投与されています。しかし、鎮静するどころか昼夜逆転したり、さらに症状が悪化してしまうため、薬を追加した結果、寝たきりになったり、転倒して動けなくなったりしています。薬物も身体拘束であることはわかっているのですが、スタッフの数が少ないので、薬を使用しないと対応できません。

Ⓐ 薬物の使用に関しては、看護師だけでなく、処方を出す医師や薬剤師、リハビリテーション担当者との連携が必要です。関係職種が集まるカンファレンスの開催を提案してみてはいかがでしょうか。薬物使用についてはどこの施設でも問題だと認識されてはいても、他職種を含めたカンファレンスで取り上げられることは意外と少ないようです。

多職種カンファレンスは、看護師がジレンマに陥っているところに他職種から別の視点でのアイデアをもらえる可能性がありますし、看護師の苦労を共有してもらえるメリットもあります。多職種カンファレンスを開催する場合は、事前に看護師の目から見た問題点を整理し、分析しておきましょう。

## Q 12

嚥下ができなくなり、患者も家族も治療せずにこのまま最期を迎えたいという意思を示していても、担当医が栄養チューブを入れてしまいます。その結果、チューブを抜去するのでミトンを使用しています。本人の意思をかなえてあげることができず、看護師として心苦しいです。

Ⓐ 身体拘束とともに、認知症の人にかかわる倫理的課題の 1 つが意思決定支援ですが、学生時代にこれについて学んでいる看護師は少ないのではないでしょうか。そのため介入の仕方がわからずタイミングを逃してしまい、患者・家族の意思とは違う方向に進んでしまうというケースをよく耳にします。不必要な身体拘束をなくしていくためには、高齢者や認知症の人の意思決定を支えることが看護においては重要です。患者・家族の意思決定をどのように支援していけばよいかについて、学んでいく必要があります。

## Q 13

認知症高齢者の家族に付き添いを依頼したところ、「付き添えないので縛ってください」と言われました。家族に身体拘束をしない看護を理解してもらうには、どうすればよいでしょうか？

Ⓐ 認知症患者の介護に疲れきっている家族もいます。そのような場合は、まず今までの介護の苦労を十分にねぎらって家族と看護師とのよい関係をつくるとともに、家族関係について十分にアセスメント（キーパーソンや協力者、本人を最も理解している家族は誰か。付き添いが可能か否かなど）する必要があります。

その上で、身体拘束がもたらす弊害や長期的

な影響について説明し、さらにそれを記録に残すことが重要です。いずれにしても、「家族なんだから付き添ってください」という上から目線の接し方ではなく、家族は治療を進めるためのパートナーであり、認知症の本人にとって一番の安心できる存在だということを繰り返し伝えていく必要があると思います。

## Q 14

認知症ケア加算取得のため、病院から研修を受けるように言われました。他施設の熱心な人たちと知り合い、刺激を受け、自院に戻ってからいろいろな取り組みを始めました。しかし、上司や同僚に関心を示してもらえません。

Ⓐ 認知症ケア加算取得の本来の目的は、加算を取って病院の収益を増やすことではなく、認知症をもって入院してくる患者への対応力をアップすることです。ただし、対応力を向上させようと呼びかけても、どこからどのように取り組んだらよいのか迷うことも多いと思います。

筆者の所属していた病院では、加算の算定条件を一つひとつクリアできるように取り組むことで、認知症対応力向上に対する関心が組織的にもスタッフ個人のレベルにおいても高まり、少しずつではありますが「なんとかしたいね」という雰囲気が醸成されていったように思います。これから認知症ケア加算を取る場合も、すでに取得している場合も、「認知症ケア加算」を1つのきっかけにして、少しずつでも対応

力向上のための取り組みを続けていっていただきたいです。

## Q 15

リンクナース制度をつくり、身体拘束をしない看護を実践していきたいと考えています。どのようにリンクナースを組織し、教育・研修を行えばよいでしょうか？

Ⓐ 筆者が所属していた病院では、認知症ケア加算を取得するためのワーキンググループのような形でリンクナース会を立ち上げました。認知症ケア加算の対象の研修を修了もしくは受講予定のスタッフで組織されていたため、全員が認知症ケアの基礎知識をすでにもっていました。

施設によってリンクナースの選出方法は異なると思いますので一概には言えませんが、リンクナースに選ばれるのは、認知症ケアに興味があったり、問題意識をもっていたりする人が多いと思います。日々の業務の中で疑問に思うことや問題だと考えることを取り上げて、一つひとつ勉強したり、意見交換することから始めてみてはいかがでしょうか。その中で、組織に働きかける必要があること、リンクナースから現場スタッフへ伝えていく必要があること、集合教育として取り上げる必要があることなどが出てくると思います。そのときがリンクナース会としての活動のチャンスです。

[Q3 〜 15：髙柳容子]

# APPENDIX 1

# アルツハイマー協会の
# 認知症ケア実践に関する推奨

アルツハイマー協会の「認知症ケア実践に関する推奨2018」[1]には、現在の研究エビデンスの包括的レビュー、最良の実践、専門家の意見などが提示されています。認知症高齢者の身体拘束の低減について検討する際には、急性期病院における高齢者ケアの質の全体的な向上が必要となるため、アルツハイマー協会が示している認知症ケア実践に関する動向も理解しておくことが重要です。

アルツハイマー協会はケアの質のコアとしてパーソン・センタード・フォーカス（図1）を掲げており[2]、本書の考え方と共通しています。「認知症ケア実践に関する推奨2018」では、パーソン・センタード・ケアに基づいたケアの具体的な実践だけではなく、医療的管理、スタッフ配置、認知症ケアの移行など、認知症ケアの全体像の方向性を示しています。

以下では「認知症ケア実践に関する推奨2018」の要約と、各項目の基盤となった文献を紹介します。

---

**パーソン・センタード・ケアに関する
実践上の推奨事項**[3]

①認知症の人について理解する。
②認知症の人にとっての現実を認識して受容する。
③有意義な社会参加の機会を見出し、継続的にサポートする。
④思いやりがあり、信頼できる関係を構築し、育む。
⑤実施しているケアを定期的に評価し、改善する。

認知症をもちながら生活する人々の中には診断を受けていない人が数多くいる。過去と現在の価値観、信念、関心、能力、嗜好を含む個人の特性と認知症の人全体を理解することが重要であり、重度な認知症があったとしても、その人が人生の意義、喜び、安らぎを感じられるようにケアする必要がある。ケアは"やってあげる"ことよりも"共にあること"という支援的かつ相互に有益な関係の1つである。

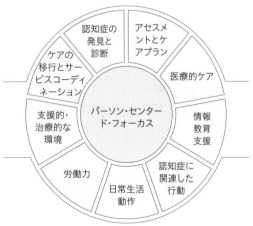

図1｜ケアの質のコア──パーソン・センタード・フォーカス
〔Alzheimer's Association : Dementia Care Practice Recommendations.
https://www.alz.org/professionals/professional-providers/dementia_
care_practice_recommendations〕

## 認知症の発見と診断に関する実践上の推奨事項[4]

①脳の健康や認知機能の老化に関する情報を、認知症の人とその家族がすぐに利用できるように提供する。

②認知機能障害の徴候と症状を知っておくこと、その徴候と症状は認知症の診断にはなくてはならないこと、認知症の診断には診断的評価が不可欠であることを理解する。

③認知機能に関して不安なことや気になることを聞き取り、認知機能障害の徴候と症状を観察し、認知機能の変化に注意する。

④認知機能障害を発見するために、専門家による診断的評価につなげるための標準的な方法を開発し、維持する。

⑤認知機能障害を発見するために、医師や研修を受けた専門家などが簡易的な精神状態検査を行う。

⑥医師に診断的評価を推奨された高齢者に対して、その推奨に従うように動機づける。

⑦認知症の診断について本人や家族が適切に理解できるようにサポートする。

## パーソン・センタード・ケアに関するアセスメントとケアプランニングに関する実践上の推奨事項[5]

①認知症の人に定期的かつ包括的なパーソン・センタード・ケアに関するアセスメントを行い、適時、中間評価を実施する。

＊認知症の人が充実した生活を送れるように支援するための問題を優先的に検討し、アセスメントは標準的なものだけではなく、その人独自のパーソン・センタードなアプローチを組み合わせて、継続的にダイナミックに行う。

②アセスメントを情報収集と関係づくり、学習、サポートの機会に活用する。

③共同のチームアプローチによってパーソン・センタード・ケアに関するアセスメントとケアプランニングを行う。

④すべてのケア提供者間でパーソン・センタードな情報の共有を促進するために、文書やコミュニケーションシステムを使用する。

⑤身体的、心理社会的、経済的なウェルビーイングの促進と緩和ケア、ホスピスを含む様々なケアの選択肢があることの認識を高めるために、アドバンス・ケア・プランニングを勧める。

＊認知症の人のパーソン・センタード・ケアに関するケアプランニングには、その人独自の価値観、QOL（生活の質）、ケアの目標が含まれる。

## 医療的管理における実践上の推奨事項[6]

①認知症の人に全人的なパーソン・センタード・アプローチでケアを行い、認知症と共に生きる人と家族介護者を積極的に支援する。個人の幸福（ウェルビーイング）とQOLに対する継続的な医療ケアの重要性を認識する。

②認知症と共に生きる人が前向きに生きるための支援とケアの役割を理解する。

③老化と認知症の一般的な合併症について理解し、認知症と共に生きる人とその家族に、在宅や高齢者施設などで合併症を管理する方法について医師に相談することを勧める。

④認知症と共に生きる人とその家族に、認知症の一般的な行動・心理症状（BPSD）に対して、薬物療法ではなくケアなどの非薬理学的介入を最初に勧める。

⑤認知症の人の安全、ウェルビーイングおよびQOLのために薬理学的介入を理解し、支援する。

⑥認知症と共に生きる人とその家族と協力し

て、エンド・オブ・ライフ・ケアなどに対してパーソン・センタードなケアプランを作成し、実施する。

## 認知症と共に生きる人とその家族など介護者に対する情報提供、教育および支援のための実践上の推奨事項[7]

①将来に備え、認知症の初期段階で認知症の人とその家族をサポートして、本人の価値や意思を確認する。
②ケアパートナーである家族と協働して、家族のニーズを踏まえながら、認知症の人自身のケアの価値と意向を支援する。
③LGBT など社会的に不利な集団、マイノリティの集団が容易に適応できるような、文化的感受性を養うプログラムを構築する。
④ケアの移行に必要な教育、情報およびサポートプログラムを整備する。
⑤教育、情報およびサポートを必要とするより多くの家族に届けるために、IT 技術（テクノロジー）を活用する。

## 認知症の行動・心理症状のケアにおける実践上の推奨事項[8]

①認知症と共に生きる人が行動・心理症状（BPSD）を引き起こしたり、悪化させている社会的・物理的環境の特性を明らかにする。
　＊ BPSD は、社会的・物理的環境の特性に関連して起こる脳の変化に起因しているため、その人独自のアセスメントが必要である。
②実行可能なエビデンスに基づいたパーソン・センタード・ケアに関する非薬理学的なケアを実施する。
③非薬理学的なケアを実施するために必要な経費は、ケア環境によって異なることを認識する。

④認知症ケアの手順書を遵守して、必要に応じて実践が行われ、継続的なケアの中で維持されるようにする。
⑤ケア実践の有効性を評価するためのシステムを開発し、必要に応じて変更を加える。

## 日常生活動作のサポートに関する実践上の推奨事項[9]

① ADL の機能を維持するために、活動するときに必要なその人独自の身体的機能、認知機能における障害の程度を認識する。
② ADL に関するニーズをサポートする場合は、個々の認知症の人独自のパーソン・センタード・ケアの実践方法に従う。
③更衣介助をするときは、認知症の人に対して尊厳と敬意を示し、更衣の選択や手順、環境に留意する。
④排泄介助をするときは、認知症の人に対して尊厳と敬意を示し、排泄介助の手順、環境、健康などの身体的配慮にも注意する。
⑤食事介助をするときは、認知症の人に対して尊厳と敬意を示し、食事の選択、食事介助の手順、環境、健康などの身体的な配慮、食事動作の適応と機能、食物、飲料、食欲に留意する。

## スタッフ配置に関する実践上の推奨事項[10]

①新人スタッフに対しては、徹底したオリエンテーションと研修プログラムに加え、継続的な研修を提供する。
②パーソン・センタード・ケアに関する情報を収集し、共有するためのシステムを開発する。
③コミュニケーション、チームワーク、多分野の専門職にまたがる多職種連携を推進する。
④お互いに思いやりやサポートのある参加型リーダーシップを確立する。

⑤認知症をもつ人、スタッフ、家族の関係を促進するよう勧める。

⑥継続的な改善のために、システムと進捗状況を定期的に評価する。

## 支持的および治療的環境についての実践上の推奨事項[11]

①ケア環境におけるコミュニティ感覚を形成する。

②ケアコミュニティのすべての人の快適さと尊厳を向上させる。

③ケアコミュニティ内での礼儀、気遣い、安全を支援する。

④ケアコミュニティのすべての人に選択できる機会を提供する。

⑤ケアコミュニティのメンバーに有意義な社会参加の機会を提供する。

　ケアコミュニティには、ケアを受ける人やその家族、ケアパートナーや専門職が含まれる。これらすべての人が態度、関心、目標を共有した結果、他者との関係を構築できるようなケア環境にしていくべきである。

## 認知症ケアにおける移行（在宅から高齢者施設、高齢者施設から病院など）についての実践上の推奨事項[12]

①認知症と共に生きる人と介護者である家族に対して、一般的な認知症ケアの移行の準備と教育を行う。

②認知症と共に生きる人が生活するケア環境の間で、あるいはケア環境を超えて、またはケア環境内で、完全でタイムリーな情報伝達、コミュニケーションを確保する。

③連続的な移行段階のケアに沿って、認知症と共に生きる人の意思と目標を評価する。

④認知症と共に生きる人とその家族などの介護者がケアの移行ができるように、多職種間の密接な連携チームを形成して支援する。

⑤ケアにおける移行を回避、延長したり、計画的なケアへの移行のためのエビデンスに基づいたモデルを活用する。

[訳：鈴木みずえ、アルイ恵利菜]

引用文献
1 ）Fazio, S. et al. : Alzheimer's Association Dementia Care Practice Recommendations, Gerontologist, 58（Suppl 1）: S1–S9, 2018.
2 ）Alzheimer's Association : Dementia Care Practice Recommendations.
https://www.alz.org/professionals/professional-providers/dementia_care_practice_recommendations
3 ）Fazio, S. et al. : The fundamentals of person-centered care for individuals with dementia, Gerontologist, 58（Suppl 1）: S10–S19, 2018.
4 ）Maslow, K., Fortinsky, R.H. : Non-physician care providers can help to increase detection of cognitive impairment and encourage diagnostic evaluation for dementia in community and residential care settings, Gerontologist, 58（Suppl 1）: S20–S31, 2018.
5 ）Molony, S.L. et al. : Person-centered assessment and care planning, Gerontologist, 58（Suppl 1）: S32–S47, 2018.
6 ）Austrom, M.G. et al. : Ongoing medical management to maximize health and well-being for persons living with dementia, Gerontologist, 58（Suppl 1）: S48–S57, 2018.
7 ）Whitlatch, C.J., Orsulic-Jeras, S. : Meeting the informational, educational, and psychosocial support needs of persons living with dementia and their family caregivers, Gerontologist, 58（Suppl 1）: S58–S63, 2018.
8 ）Scales, K.S. et al. : Evidence-based nonpharmacological practices for behavioral and psychological symptoms of dementia, Gerontologist, 58（Suppl 1）: S88–S102, 2018.
9 ）Zimmerman, S. et al. : Dementia prevalence and care in assisted living, Health Affairs, 33（4）: 658–666, 2014.
10）Gilster, S.D. : Long-term care workforce issues: Practice principles for quality dementia care, Gerontologist, 58（Suppl 1）: S103–S113, 2018.
11）Calkins, M.P. : From research to application: Supportive and therapeutic environments for people living with dementia, Gerontologist, 58（Suppl 1）: S114–S128, 2018.
12）Hirschman, K., Hodgson, N. : Evidence-based interventions for transitions in care for individuals living with dementia, Gerontologist, 58（Suppl 1）: S129–S140, 2018.

# 身体拘束について考えるときに
# 参考にしたい資料

### 認知症の人の日常生活・社会生活における 意思決定支援ガイドライン （厚生労働省、2018）

認知症の人を支える周囲の人が行う意思決定支援の基本的考え方（理念）や姿勢、方法、配慮すべき事柄等を整理して示している。認知症の人が、自らの意思に基づいた日常生活・社会生活を送れることを目指したもの。厚生労働省ホームページより閲覧可能。

https://www.mhlw.go.jp/file/06-Seisakujouhou-12300000-Roukenkyoku/0000212396.pdf

### 身体拘束予防ガイドライン（日本看護倫理学会臨床倫理ガイドライン検討委員会、2015）

臨床現場で看護職が身体拘束について悩んだり迷ったりしたときに、具体的にどのように考え、どのような行動をとるべきかを示している。身体拘束をなくすことを目指したもの。日本看護倫理学会ホームページより閲覧可能。

http://jnea.net/pdf/guideline_shintai_2015.pdf

### 高齢者が気を付けたい多すぎる薬と副作用 （日本老年医学会、2016）

高齢者の薬物療法に関する基本的知識（注意点、薬物リストなど）を一般の人に理解していただくことを目指したもの。日本老年医学会ホー

ムページより閲覧可能。

https://www.jpn-geriat-soc.or.jp/info/topics/pdf/20161117_01_01.pdf

### かかりつけ医のための BPSD に対応する 向精神薬使用ガイドライン（第 2 版） （認知症に対するかかりつけ医の向精神薬使用の 適正化に関する調査研究班、2015）

向精神薬の使用に際して「身体拘束を意図した投薬は避けるべきであり、いかなる場合でも認知症になっても本人の意思が尊重される医療サービスが提供されるように努めるべき」とし、主な向精神薬の特徴や適切な使い方の留意点について示している。厚生労働省ホームページより閲覧可能。

https://www.mhlw.go.jp/file/06-Seisakujouhou-12300000-Roukenkyoku/00001406s19.pdf

### 医療従事者向け意思決定支援ガイド （JST/RISTEX、2015）

医師、看護師、他のメディカルスタッフに向けた医療同意能力の考え方や、認知症の人の理解力を高めるためのコツを掲載。以下の URL より閲覧、ダウンロード可能。

https://researchmap.jp/multidatabases/multidatabase_contents/detail/231990/591ea2be0ae83a14810cd1b93dd4b9d2?frame_id=497783

# 索 引

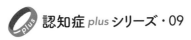 認知症 plus シリーズ・09

にんちしょうぷらすしんたいこうそくよぼう
# 認知症 plus 身体拘束予防
なお　　　　　よくせい　たよ　　　　　かんご　じつげん
## ケアをみつめ直し、抑制に頼らない看護の実現へ

2020年6月20日　第1版第1刷発行　　　　　　　　　　　〈検印省略〉

すずき　　　　　　くろかわみちよ
編集●鈴木みずえ、黒川美知代

発行●株式会社 日本看護協会出版会

　　〒150-0001　東京都渋谷区神宮前5-8-2　日本看護協会ビル4階
　　〈注文・問合せ/書店窓口〉Tel / 0436-23-3271　Fax / 0436-23-3272
　　〈編集〉Tel / 03-5319-7171
　　https://www.jnapc.co.jp

装丁●大野リサ
本文デザイン●齋藤久美子
表紙カバーイラスト●コーチはじめ
本文イラスト●鈴木真実
印刷●株式会社 フクイン

©2020 Printed in Japan　ISBN 978-4-8180-2268-3

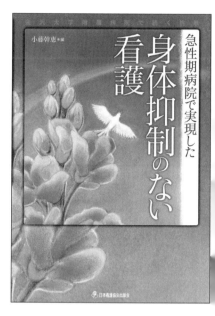